뇌전증 이야기

# 뇌

지은이 **김흥동**

EPILEPSY

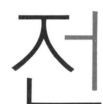

# 전

희망을 나누는 행복지침서

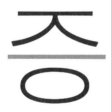

# 증

## 이야기

**페이퍼로드**
paperroad

.

지난 40여 년간 소아신경학을 전공하며 연구와 후학 양성은 물론 뇌전증 치료 및 환자와 보호자들의 생활상담까지, 환자 돌봄에 총괄적으로 전념한 김흥동 교수가 세브란스 어린이병원에서의 진료를 마감하고 연세의대 교수직에서 은퇴한다. 김 교수는 그간 어느 뇌전증 전문의보다도 방대한 진료 경험을 축적하면서 국내 '뇌전증학腦'의 비약적인 발전을 일구었다. 본인은 저명한 석학으로 인정받으면서, 세브란스 소아신경과를 세계적인 뇌전증 전문 진료 프로그램을 운영하는 병원으로 만들었다. 이러한 학문적 업적과는 별개로, 김 교수는 대한뇌전증학회 회장직을 역임하고 다양한 국제학술단체에서 활발히 활동하며 한국 뇌전증학의 위상을 드높였다. 그는 또한 지난 8년 동안 한국뇌전증협회의 회장직을 맡으며 다양한 활동을 이끌었다. 이제 한국뇌전증협회는 뇌전증 환우들의 권익을 대변하는 대표적인 민간사회단체로 인정받고 있다.

김 교수는 의사로서의 삶을 마무리하는 정년퇴임을 앞두며, 그가 체험한 귀중한 지식과 일화를 모아《뇌전증 이야기》를 집필했다. 뇌전증 환자들과 보호자들, 나아가 일반 대중이 쉽게 접하고 이해할 수 있는 내용으로 기술되어 친근감이 넘친다. 단일 질병을 소개하는 책이지만 250쪽에 가까운 분량이라 매우 방대한 편이다. 그런데도 저자의 해박한 지식과 쉬운 풀이 덕분에 지루하지 않다. 특히 환자와 보호자들의 이야기는 읽는 이의 심금을 울리는 '뇌전증의 진정한 목소리'이다. 일반 대중뿐만 아니라 관련 의료인들에게 필독을 권유할 만하다.

김 교수는 그의 은퇴 후 삶을 어떻게 설계하고 있을까? 그를 알고 있는 우리 모두의 공통된 의문점이다. 과거와는 달리 전문직 종사자의 65세 정년퇴임은 일선에서의 은퇴가 아니라 인생 2막의 시작이다. 그가 집필한 《뇌전증 이야기》는 고차원적인 삶을 준비하기 위한 과정으로 보는 것이 타당할 듯하다. 그가 앞으로 전개할 뇌전증과의 전쟁 2막이 기다려지지만, 그가 항상 건강하고 우리 곁에 함께 하는 것이 더욱 중요하다.

명지병원 이병인뇌전증센터장
명지병원 신경과 교수

**이병인**

슬픔은 나누면 절반이 되고,
기쁨은 함께하면 두 배가 된다.

30년 전만 해도 뇌전증은 독성 강한 약물로 치료해야 하는 숙명적인 질환이었다. 아무리 강한 약을 고용량으로 사용하더라도, 조절되지 않는 난치성 뇌전증이라면 환자와 보호자의 손을 잡고 위로해 주는 것밖에 할 수 있는 게 없었다.

지난 30년. 뇌전증에 대한 진단 기술의 획기적 발전, 이름을 다 나열하기 어려울 정도로 많이 개발된 약제들, 식이 치료의 도입, 수술 치료의 적용 등, 이루 헤아릴 수 없을 정도의 발전이 이어져 왔다. 과거에 평생 벗어날 수 없었던 난치성 뇌전증으로부터 건강을 되찾는 아이들과 그 가족들에게는 가늠할 수 없는 기쁨이 찾아오지만, 아직도 그렇지 못한 아이들과 가족들은 상상을 초월할 정도의 고통을 감수하고 있다. 환자들을 뇌전증에서 벗어나게 하고자, 그리고 다른 한편으로는 뇌전증을 둘러싼 사회적인 편견과 맞서 싸우면서 지난 30년을 한 길만 보고 살아온 것 같다.

임상 의학의 수준은, 환자를 향한 애정과 이들의 건강을 되돌리고자 하는 의료진의 열정으로 발전한다. 환자들에게 최상의 의료를 제공하기 위해, 그리고 해결되지 않는 문제들을 풀어가기 위해 오늘날까지 노력을 쏟아부었다. 그 결과, 우리나라의 뇌전증 진료 수준과 학문적 위상은 세계 최고로 평가받을 정도로 발전했다. 하지만 아직도 많은 수의 환자가 여전히 뇌전증으로 고통받고 있다. 인터넷에 떠도는 잘못된 정보의 홍수, 힘들고 끝나지 않는 투병 과정에서 환자들이 감당해야 하는 고통의 무게는 상상을 뛰어넘는다.

이 책은 뇌전증과 관련된 일반적인 상식, 진단과 치료 과정의 과학적 이해, 뇌과학의 소개와 함께 힘든 치료 과정을 극복하였거나 아직도 병마와 싸우고 있는 많은 가족의 이야기를 담았다. 실제 뇌전증 환자들의 생생한 경험담이 정성스럽게 담겨서 세상에 나오게 되었다. 아무쪼록 이 책이 뇌전증을 앓고 있는 환자들의 건강 회복에 도움이 되고, 그 가족들에게 위로를 줄 수 있기를 바란다. 지금까지 함께 해주었던 세브란스 어린이병원의 어린이 뇌전증 치료를 담당한 모든 의료진, 그리고 환우들의 권익을 위해 끊임없이 노력하고 있는 한국뇌전증협회 이사진 임직원들과 더불어 뇌전증 환우와 가족들, 그리고 따뜻한 관심과 손길을 내어 주신 모든 분에게 환우들과 가족들의 건강을 위해 앞으로도 최선을 다해 끊임없이 노력할 것을 다짐한다.

세브란스 어린이병원 소아신경과 교수
한국뇌전증협회 회장

**김흥동**

## | 차례 |

## 2장 뇌과학 이야기

## 3장 뇌전증 환우의 권익에 대한 이야기

1. 본문의 주석은 각 주제가 끝나는 마지막 쪽 하단에 표기했습니다.

2. 본문에 등장하는 약은 '성분 명칭(제약회사 제품명칭)'으로 표기됩니다.
   예시) 칸나비디올 성분 명칭(에피디올렉스 제약회사 제품명칭)

3. 케톤 생성 식이요법이란?
   케톤 생성 식이요법(이하 '케톤 식이요법', '케톤식이'로 표기)은 뇌전증 치료를 위한 식이치료의 일종입니다. 인간의 뇌는 평소 포도당(탄수화물)을 에너지원으로 사용하지만, 탄수화물이 공급되지 않는 상태에서는 지방을 에너지원으로 사용합니다. 뇌세포가 포도당을 이용할 때보다 지방을 이용할 때 훨씬 많은 ATP가 생산되고, 그로 인해 뇌세포의 기능이 개선되어 결과적으로 뇌전증 치료에 큰 도움이 됩니다. 뇌가 지방을 이용하고 분해하는 과정에서 지방 대사 물질인 '케톤체'가 생성됩니다. 이 케톤체를 생성하기 위해 고지방(주로 기름)으로 식단을 구성하여 섭취하는 것을 케톤 생성 식이요법이라 합니다.

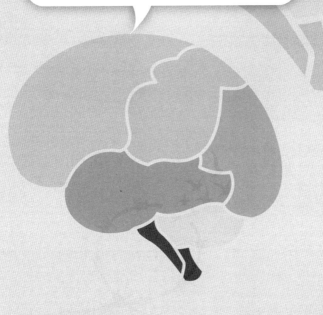

**1장**

# 뇌전증 이야기

뇌전증은 일반인들에게 아직 낯선 질환이다. 과거에 간질로 불리던 질환의 이미지가 워낙 부정적이어서, 뇌의 전기 발생 및 조절 이상 때문에 발생하는 과학적 근거를 토대로 '뇌전증'이라는 새로운 용어를 만들고 어느 정도 정착되었으나 아직 뇌전증에 대해 잘 알고 있는 사람은 많지 않다.

인구 1,000명당 5~7명이 앓고 있고, 우리나라에서 치료받는 환자의 수가 37만 명에 이른다. 누구에게나 찾아올 수 있는 병이라는 사실을 아무리 알려도, 이 질환에 대한 이해가 부족한 탓에 뇌전증을 낯설고 두려운 병으로 오해한다. 그리고 오해는 편견과 차별로 귀결되곤 한다.

갑작스럽게 심장 마비가 온 환자들은 길거리에서라도 심폐소생술을 통해 생명을 이어갈 수 있을 만큼 일반인의 위기 대처 능력이 높아졌다. 그러나 뇌전증 환자들이 발작하면 어떻게 도와줘야 할지 몰라서, 피하거나 당황하거나, 심지어 잘못된 처치 방법으로 환자의 상태를 더 악화시키는 사례가 흔하다.

우리 사회에서 뇌전증 환우들이 다른 질환과 동일하게 질병에 대한 부정적 인식을 감수할 이유 없이 자신의 병을 누구에게나 쉽게 알리고 도움을 받으며, 사회의 일원으로 동등하게 지낼 수 있는 환경을 만드는 일에 조금이라도 도움이 될 수 있기를 바란다.

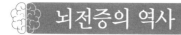

# 뇌전증의 역사

뇌전증은 기원전 히포크라테스의 기록에서부터 시작될 만큼 오래된 역사를 가지고 있다. 뇌전증의 영어 이름인 epilepsy는 epi-(외부)와 lepsy(잡히다)라는 의미의 복합 명사로 '자신의 의지와 관계 없이 외부의 (악령에) 사로잡힌다'라는 뜻이다. 본인의 의지대로 조절되지 않고, 의식이 없어지거나 쓰러져 경련을 하게 되는 발작이 예측 불가능한 상태에서 갑자기 발생하고, 다시 원상태로 회복되는 증상이 이 질환의 특성이다. 악령이 자신의 혼을 밀어내고 잠시 들어왔다가 빠져나가는 증상으로 생각했었던 오래된 믿음이 뇌전증을 악령에 사로잡힌 질환이라는 이름으로 부르게 된 것으로 보인다.

기독교 성서에도 경련 발작으로 생각되는 환자를 악령이 들어온 것으로, 그리고 악령이 빠져나가면서 증상이 회복되는 것으로 기술되어 있는 것을 보면, 이러한 해석은 매우 확고한 믿음으로 자리 잡고 있었던 것으로 보인다.

이렇게 오랫동안 잘못된 해석으로 뇌전증 환자들은 마치 귀신이나 악령이 씌워진 사람으로 취급되어 주변 사람들이 꺼리는 사람으로 남게 되었고, 사회적으로 고립되거나 편견과 차별을 받는 오랜 세월을 겪어내야 했다. 뇌전증 치료의 역사는 질환에 대한 치료보다는 이러한 편견을 극복하기 위한 움직임이 훨씬 더 오래다. 뇌전증 환자를 지원하기 위한 국제뇌전증협회 International Beaurau for Epilepsy: IBE 가 뇌전증 치료를 위한 학회인 국제뇌전증 퇴치연맹 International League Against Epielpsy: ILAE 보다 훨씬 전에 창립될 만큼 환자의 권익 증진이 더 큰 문제로 여겨져 왔다. 국제뇌전증퇴치연맹이라는 학술단체의 명칭도, 일반적으로 질환 치료를 위한 학술단체의 이름이 XXXX학회(XXXX Society)라는 명칭인 것과 비교해 보면 색다르다. 뇌전증과 전쟁을 치르는 사람들의 연합 단체라는 이름인데, 뇌전증으로 환자들이 겪는 어려움을 대신해서 싸워야 하는 의료인들의 절실함이 반영된 것으로 보인다.

역사 속 위인 중에도 뇌전증을 앓고 있던 인물들은 흔하게 찾아볼 수 있다. 소크라테스, 율리우스 카이사르, 알렉산드로스 대왕, 나폴레옹, 도스토옙스키, 에디슨, 알프레트 노벨, 베토벤, 빈센트 반 고흐 등 뇌전증을 앓고 있으면서도 위대한 업적을 남긴 위인들은 헤아릴 수없이 많다. 플라톤은 자신의 저서에서, 소크라테스가 간헐적으로 예지감을 느꼈다고 기술한다. 그 예지감은 뇌전증 환자들의 전조 증상으로 '실제로는 존재하지 않는 뇌 자체의 강한 전류에 의해 본인만이 느끼는 느낌'이다. 소크라테스는 이 느낌이 있는 날 항상 좋은 일이 있었다는 과거의 경험으로 처형당하는 날 이 느낌이 있었다는 이유로 처형대에 가면서도 좋은 일이 있을 것이라는 생각을 하면서 갔다고 기록하고 있다.

율리우스 카이사르와 관련한 기록 중 '자연 분만이 아닌 배를 가르고 출생'했다는 이야기가 있다. 자궁을 갈라서 분만을 하는 방법인 '제왕 절개'가 영어로는 카이사르 절개법 'Ceasarian Section'이라고 부르게 된 것도 후에 제왕이 된 카이사르의 이름을 딴 것에 유래된 것이라는 해석이 있기도 하다. 카이사르의 일생을 다룬 어느 영화에서, 카이사르가 원로원 앞에서 갑자기 쓰러지면서 전신 경련을 일으키는 장면이 있다. 그 영화는 카이사르가 제왕절개로 태어난 당시 뇌에 약간의 상처를 입었고 그것이 원인이 되는 경련 발작 증상을 갖게 됐다는 추정을 반영했다. 유럽을 제패한 나폴레옹도 전투에 지쳐 수면이 부족한 상태에서 막사에서 경련을 일으킨 기록들이 있는 걸 보면, 성인에서 가장 흔하게 발생하는 청소년 근간대 뇌전증 *을 앓고 있지 않았을까 추정을 해본다.

과거에 많은 위인이 뇌전증을 앓고 있었고 실제로 중요한 지위를 가지고 있는 상태에서 발작이 있었음에도, 이 질환을 앓고 있다는 것 때문에 특별히 불이익을 받지 않았던 것으로 보인다. 러시아의 대문호 도스토옙스키는 '폭발적으로 글을 많이 쓰는 증상'을 뇌전증의 증상으로 가지고 있었다는 이야기들이 전해져 내려오지만, 뇌전증이 고도의 정신 집중을 하는 정상적인 기능을 조직적으로 강화하는 증상으로 나타나는 경우는 설명하기가 어렵다. 도스토옙스키가 방대한 양의 글을 쓴 것이 오히려 글을 쓰고 집중하는 시간에 발작이 발생하지 않는 것을 이용하여, 발작을 예방하기 위해서 엄청난 양의 집필을 이용한 것이 아닌가 하는 합리적인 생각을 해본다. 어떤 이유로든 도스토옙스키는 '카라마조프가의 형제들' '죄와 벌' 같은 작품에서 보듯 엄청난 두께의 책을 집필한 것으로 정평이 나있다.

이처럼 뇌전증은 과거에서부터 비교적 흔하게 잘 알려진 질환이고, 간헐적으로 일어나는 발작 또는 경련 증상이 발생하는 시간 이외에는 다른 일상생활에서 크게 영향을 받지 않고 지냈던 경우도 많다. 병 자체를 무조건 심각한 장애로 인식하는 오늘날 우리나라의 인식이 오히려 고대 로마 시대보다도 뒤떨어진 원시적 후진 개념 상태에 머물러 있는 것이 아닌가 하는 생각이 든다. 뇌전증은 매우 다양한 원인으로 발생하는 뇌의 병적 상태에서 발작이 발생할 때, 이 상태를 모두 함께 모아서 뇌전증이라고 부른다. 뇌전증은 원인, 발작 형태, 발작 증상, 병소의 위치, 이환 질환의 동반 여부 등을 모두 구분하면 100가지 이상의 질환으로 구성되어 있다. 뇌전증이 개인적으로 모두 다 다른 이유가 여기에 있다. 뇌전증은 발작 증상 이외에는 극히 정상인 경우부터 발작이 눈에 보이지 않으면서도 심각한 발작 상태가 지속되는 종류까지 매우 다양해서 각 개인이 가지고 있는 뇌전증을 일반화할 때 매우 큰 오류를 범할 수 있다. 다양한 진단 장비의 발달, 유전자 분석 방법의 진화와 장기간 경험의 축적으로 뇌전증은 이제 세밀한 분류가 가능하고, 각 종류의 뇌전증에 대해 예후가 예측되고, 맞춤형 치료가 가능한 질환이 되고 있다.

뇌전증이 이제는 평생 감당하면서 숙명으로 받아들여야 하는 천형의 질환이 아니라, 다른 질환처럼 단지 아직 익숙하지 않은 증상을 간헐적으로 보이는 것 이외에는 정상적인 생활을 하는 질환, 그리고 맞춤형 정밀 의학으로 최선의 건강을 제공받을 수 있는 관리가 가능한 질환으로 환우들과 더불어 모든 사람이 상식적으로 받아들이고, 쉽게 도움을 줄 수 있는 질환으로 인식될 수 있는 시기가 멀지 않아 오게 될 것이라는 소망을 가져본다.

---

* 청소년기에 발병한 후 거의 평생 지속되어 성인 뇌전증 환자 중 다수가 해당 뇌전증을 앓는다.

# 뇌전증의 원인

　일반적으로 뇌전증을 당뇨병이나 고혈압, 또는 악성 종양과 같은 한 가지 질병의 진단명으로 생각하는 사람들이 많다. 그러나 뇌전증은 만성적으로 장기간에 걸쳐서, 예측할 수 없는 시간에, 발작 또는 경련이 반복적으로 발생하는 질병을 모두 모아서 부르는 진단명일 뿐, 정확한 질환명이라고 할 수는 없다.

　실제로 뇌전증은 매우 다양한 서로 다른 원인들에 의해 발생한다. 과거에 영아연축*의 예를 보아도, 현재까지 200여 종 이상 알려져 있는 매우 다른 여러 종류의 유전자 이상 질환, 다양한 종류의 대뇌 피질 발달 이상/기형, 다양한 원인으로 발생한 손상성 뇌질환(백질 연화증, 저산소/저혈류 뇌손상병증, 뇌출혈, 뇌경색, 감염증), 그리고 매우 많은 여러 대사 과정의 이상에 의해 발생하는 대사 질환 들이 모두 원인이 될 수 있다. 영아연축이 아닌 다른 종류의 뇌전증 역시 어느 정도 원인 질환들이 겹치기는 하지만, 영아연축만 봐도 그렇게 수많은 원인에 의해 발생한다는 것을 감안하면 뇌전증을 일으키는 뇌의 원인 질환들은 훨씬 더 많다는 것을 짐작할 수 있다.

　결국 동일한 종류의 뇌전증이라고 하더라도 서로 매우 다른 다양한 원인에 의해서 발생한다는 것은 결코 같은 뇌전증이 아니라는 사실을 의미한다. 같은 종류의 뇌전증이라고 하더라도, 환자 개별적으로는 서로 다른 뇌전증일 수 있으며, 결과적으로 같은 치료에 모두가 동일하게 반응하지 않고, 예후도 서로 매우 다르게 나타나는 이유들이 여기에 있을 것으로 추정하고 있다.

우리의 뇌나 모든 신경 조직들은 건강할 때는 해야 할 일을 꾸준히 하고 있으며, 하지 말아야 할 일은 꾸준히 발생하지 않도록 조절하고 있다. 모든 신경 활동은 뇌세포들이 생산하는 전기 신호로 만들어지고, 이러한 전기 신호가 활동 목표 세포에 정확히 전달되면서 만들어진다. 우리의 몸은 우리가 의도하든 의도하지 않든 몸의 항상성을 유지하기 위한 건강 상태를 지키는데 필요한 전기 활동을 꾸준히 지속적으로 만들고 있으며, 항상성을 방해하는 전기 활동은 끊임없이 억제하고 있다. 일례를 들어 우리가 아무렇지 않게 앉아 있거나 서 있을 수 있는 이유는, 지구 중력에 저항할 수 있을 만큼 근육의 힘을 유지하는 전기 신호를 뇌에서 실시간으로 지속적으로 만들어서 근육에 전달하기 때문에 가능한 것이다.

우리의 뇌와 신경 조직은 필요한 전기 신호를 적절하게 생산하는 한편, 과잉으로 생산되는 전기 신호를 억제할 수 있는 시스템이 아주 잘 갖추어져 있다. 이런 현상은 전기 신호를 만드는 흥분성 신경 전달 물질을 이용하는 세포와 전기 신호 생산을 억제하는 억제성 신경 전달 물질을 이용하는 세포들이 적절한 비율로 구성되어, 필요한 신호는 만들고, 과잉 생산된 신호는 억제하여, 적절한 상태의 신경 활동이 가능하게 한다.

이렇게 우리 몸이 필요한 전기 신호를 잘 만들지 못하거나 과도한 전기 신호가 만들어질 때 신경질환의 병적 증상들이 발생하게 된다. 뇌성 마비로 알려진 뇌병변 운동장애는 몸의 운동을 조절할 수 있는 뇌기능이 손상되거나 잘 만들어지지 않아 발생하는 질병이라고 할 수 있고, 연로하신 분들에서 많이 발생하는 치매는 생각과 기억을 담당하는 뇌의 전기 신호 생산과 목표 조직 전달 과정에 심각한 기능 저하가 진행되어 발생하는 질병이다.

이와 반대로 뇌전증 발작은 평소에 잘 조절되고 있는 신경 신호가 돌발적으로 과잉 생산되고, 이러한 과잉 신호 생산이 억제되지 않고 폭발적으로 과도하게 방출됨으로써 발생하는 증상이다. 이런 과잉 전기 생산이 발생하는 뇌조직에서 실제로 존재하지 않는 감각을 느낀다든지, 실제로 의도하지 않았던 근육 움직임이 발생한다든지, 의식 유지 활동에 방해를 받아 정신을 잃는 증상들이 나타나게 된다.

건강한 상태의 뇌 활동이 지속되려면 매우 많은 조건이 유지되어야 한다. 신경 세포 활동을 유지할 수 있는 건강한 유전자의 활동이 필수적이며, 건강한 전기 신호를 만들 수 있는 세포 내 활동이 적절하게 이루어져야 하고, 전기 신호를 만드는 세포의 활동이 신호 생산을 적절하게 할 수 있어야 하며 과잉 생산되는 신호를 조절할 수 있는 억제성 뇌세포가 적절하게 활동해야 한다. 또한 비정상적인 신경회로가 과도하게 생산되지 않아야 하고, 세포들의 전기 활동을 위해 안정적인 환경을 만드는 '신경지지세포(교세포)'**가 정상적으로 활동해야 하며, 세포의 활동을 위해 필요한 에너지 생산 물질 등 많은 대사 물질들이 적절하게 공급되어야 한다.

이러한 뇌세포들의 정상 활동이 건강하게 유지되지 못하는 모든 원인 질환들이 모두 뇌전증의 원인이 될 수 있으며, 이를 크게 구분하면 유전자의 변이 질환, 대뇌 발달 기형 질환, 뇌손상 질환, 뇌의 염증성 질환, 대사 질환들로 구분할 수 있다.

최근 유전자 진단 기술이 획기적으로 발전하여 이전에 알 수 없었던 많은 원인을 쉽게 진단할 수 있게 되었다. 현재까지 알려진 유전자만 해도 4,000종 이상 되고 아직도 새로운 유전자들이 꾸준히 확인되고 있다. 뇌 활동을 조절하는데 필요한 유전자가 기능을 잘못하면 뇌전증(뿐만 아니라), 인지 기능 장애, 운동, 생각, 학습, 행동, 정서 질환들이 단독 또는 복합적으로 발생한다. 또 그 유전자의 기능 저하와 그러한 기능을 보완해주는 유전자의 활동에 따라 증상이 다양하게 발생하고, 중증도 역시 매우 다양한 차이를 보이게 된다.

뇌활동이 정상적이 되기 위해서는 뇌가 정상적으로 만들어져야 하는데, 매우 다양한 종류의 뇌 형성 이상 질환(기형)이 있고, 이 과정에서도 뇌 형성에 관여하는 유전자의 이상이나, 돌연변이 유발 인자 또는 환경들이 영향을 미치게 된다. 이렇게 뇌의 일부 또는 전체가 잘 만들어지지 못한 여러 형태의 뇌 형성 이상 상태 역시 뇌전증의 원인이 될 수 있다.

세포의 기능이나 유전자에 이상이 없고 뇌의 구조 역시 정상적으로 형성되어 있다고 하더라도, 출생 이전, 출생 중, 또는 출생 후에 뇌를 손상시키는 여러 질환에 의해서 대뇌의 손상이 발생하면 손상된 뇌에서 정상적인 기능을 하지 못해서 발생하는 기능 장애 질환(운동 기능 장애, 인지 기능 장애 등)이 생기거나, 비정상적인 활동이 발생하는 뇌전증 같은 질환이 생길 수 있다. 뇌손상을 일으키는 질환 역시 매우 다양하고, 손상의 정도나 범위도 다양해서, 같은 손상 질환이라도 증상의 종류와 정도에 큰 차이가 있을 수 있다.

또 뇌의 구조까지 정상인 경우라도, 뇌의 활동을 지속적으로 지지하는 기능(대사 물질 생산, 사용, 제거)에 결함이 있으면 역시 뇌 활동의 기능 이상에 따른 여러 증상이 발생하고 뇌전증을 일으키기도 한다. 대표적인 대사 이상 질환이 '피리독신(비타민 B6) 반응성 뇌전증'인데, 매우 드물긴 하지만 피리독신을 과량 투여하는 것만으로 뇌전증과 발달 이상이 완벽하게 정상화되는 질환이다. 이런 대사 질환 중에는 진단만 되면 대사 과정에 관여하는 대사 보조제만으로 완벽하게 치료되는 경우들이 있어, 치료 가능한 대사 질환인지를 가급적 빨리 진단하는 것은 아이를 정상적으로 성장하게 할 수 있다는 가능성 때문에 매우 중요하다.

발작을 반복하는 병을 단순히 뇌전증이라고 진단하고 발작만 안 하도록 항뇌전증 약물치료만 하는 것은 매우 위험하다. 발작을 일으킨 원인을 최대한 정확히 진단하고, 항뇌전증 약물치료와 더불어 각 원인에 따른 경과와 예후를 예측하고, 각 개인의 개별적인 치료 방침을 정하여 이에 따라 적절하게 치료 계획을 만들어서 합당한 치료를 해나가는 것이 중요하다고 할 수 있다.

*영유아기(주로 1세 미만)에 발생하는 뇌전증의 일종으로, 웨스트 증후군(West syndrome)이라 부르기도 하며, 비교적 가벼운 연축 발작을 일으키지만, 정신–운동 발달 퇴행을 초래하는 중증 뇌전증이다.

**신경세포인 뉴런과 함께 신경조직(신경계)을 구성하는 세포이다. 신경계의 구조적·기능적 단위인 뉴런의 주위에서 신경세포를 지지하고 보호하는 작용을 한다. 지지세포 가운데서도 특히 뇌·척수 등과 같이 중추신경계에 있는 지지세포들은 별도로 신경교세포(神經膠細胞)로 부른다.

## 뇌전증의 증상

우리의 뇌는 뇌신경세포가 만들어내는 전기 신호로 활동한다. 의식을 하든 하지 않든, 우리의 뇌는 만들어야 할 전기 신호는 꾸준히 만들고, 만들지 말아야 할 전기 신호는 만들어지지 않도록 제어 장치가 작동을 하고 있다.

우리가 편하게 앉아서 텔레비전을 시청하는 상태를 예로 들면, TV에서 나오는 영상과 음향을 눈과 귀를 통해 전기 신호를 받아들여 보고 듣는 내용을 이해하는 뇌 활동과 동시에, 앉아 있을 수 있도록 지구 중력을 이겨낼 만큼의 근육의 힘을 유지하고, 움직이는 화면의 영상을 따라 눈동자 근육을 쉴새 없이 움직이는 등, 어떤 행위를 하기 위해서는 의식, 무의식 간의 신경 세포 활동이 계속 일어난다.

이러한 뇌조직의 정상 활동을 방해하는 전기 현상이 발생하게 되면, 해야 할 일을 하지 못하거나 하지 말아야 할 일이 발생한다. 예를 들어 시각 중추에서 독자적으로 강한 전기를 만들어내면 실제로 없는 것이 보이게 되고, 반대로 전기 신호 생산을 방해하는 활동이 발생하면 실제로 있는 것을 못 보는 상태가 발생할 수 있다. 이러한 활동이 청각 중추에서 발생하면 없는 소리가 들리거나 들어야 할 소리를 못 듣는 증상으로 나타난다.

뇌전증의 발작은 뇌의 정상 활동을 방해하는 이러한 전기 신호 이상이 발생할 때 나타나는 증상이다. 그리고 발작 증상으로 강직(강직 발작은 근육이 지속적으로 수축해서 힘이 계속 들어간 상태가 계속 유지되는 경련을 말한다. 뻣뻣해지는 경련으로 생각하면 좋다) 간대(근수축이 짧게 규칙적으로 반복되는 형태의 경련이다), 근간대(사지나 몸통 근육이 갑작스러운 불수의적 수축을 일으켜 움찔거리는 형태를 보이는 전신 발작의 하나이다. 대부분 전신성으로 나타나지만 간혹 어느 한 근육에 국한되어 나타날 수 있다), 연축(전신, 주로 몸통의 축을 이루는 큰 근육군이 비교적 짧은 시간동안 수축하는 형태의 경련이며, 일정 주기로 반복하는 경우가 많다) 등의 운동 증상, 즉 근육에 힘이 들어가는 증상으로 발생할 때 경련이라는 용어를 쓰고 있다.

발작은 의학적으로 크게 두 가지 형태로 나눈다. 뇌의 어느 한 부분에서 발작이 시작되는 국소 발작과 뇌 전체에서 거의 동시에 발작이 시작되는 전신발작이다. 건강한 생활을 방해하는 대표적인 두 가지 증상은 의식 소실과 대경련이다. 일반인들이 뇌전증 증상으로 흔히 알고 있는 대경련은 대경련으로 시작하는 전신 뇌전증의 증상일 수도 있고, 뇌의 어느 한 부분에서 시작하여 점점 퍼지면서 대경련으로 이행되는 국소 뇌전증의 증상일 수도 있다. 대경련은 발작이 뇌 전체를 포함하여, 정신을 잃고 쓰러져서 전신 근육이 강직되는 상태(강직 경련)로 시작하며 규칙적이고 반복적인 수축 상태(간대 경련)로 진행되는 것이 일반적이다. 이때 눈의 초점이 없어지거나 돌아가고 반복적 근육 수축(간대 경련)과 더불어 헉헉거리는 소리를 내거나, 부교감 신경이 활성화하여 침 분비가 늘어나면서 이를 조절하지 못하는 상태에서 안의 침을 밀어냈다 들이키는 반복 작용으로 '거품을 무는' 현상이 발생한다.

대경련은 환자를 다치게 할 수도 있고 숨 쉬는 길이 막힐 경우 생명을 잃게 할 수도 있지만, 경련 중에 숨 쉬는 길만 잘 유지해주면 대부분 5분 이내에 스스로 멈추기 때문에 큰 문제 없이 회복이 가능하다.

국소 발작은 뇌의 한 부분에서 발작이 시작되어 그곳에서 끝나거나, 주변으로 퍼져서 결과적으로 의식을 잃거나 대경련으로 이행되

26

는 증상으로 나타난다. 우리의 뇌가 하는 일은 너무나 많아서, 어느 부위에서 이런 발작이 발생하느냐에 따라 서로 다른 매우 다양한 증상으로 발생할 수 있다.

국소 발작을 일으키는 위치가 어느 부위인지에 따라 전두엽, 측두엽, 후두엽, 그리고 두정엽 뇌전증으로 나뉜다. 측두엽 뇌전증은 다시 내측두엽, 외측두엽 뇌전증으로 나누고, 다른 부위의 뇌전증도 어느 부위에서 발작이 시작하느냐에 따라서 더 세밀하게 나누기도 한다. 발작이 발생하는 부위에 따라 증상은 각각 서로 다르지만, 같은 부위에서 발생하는 발작이라도 발작이 퍼지는 정도와 범위에 따라 관찰되는 증상은 크게 다를 수 있다.

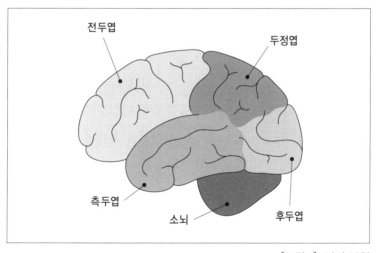

[그림 1] 뇌의 부위

예를 들어 후두엽 뇌전증의 발작 증상은 시각과 연관된 증상으로 발생하여 실제론 없는 것이 보이거나 보이는 것이 잘 안 보이는 증상으로 나타나지만, 이 증상은 본인 혼자만이 느끼는 증상이고 결국

이 발작이 측두엽으로 퍼지게 되면 정신을 잃게 된다. 전두엽의 운동 중추까지 퍼지게 되면 쓰러지고 몸의 강직과 반복적 근육 경련을 보이는 대경련 발작으로 이행된다. 결국 후두엽에서 발작이 시작되어 측두엽으로 퍼지는 후두엽 뇌전증과 측두엽 자체에서 발작이 시작하는 측두엽 뇌전증의 경우 모두 보호자의 관찰에 의하면 같은 종류의 발작으로 보인다.

전신 발작은 발작파가 뇌 전체에서 동시에 시작하는 발작이다. 발작파가 전체 뇌에서 동시에 시작하거나 뇌파 상 어느 부위에서 시작하는지 구분 불가능한 정도일 때 전신 발작으로 정의한다. 전신 발작은 대경련 발작이 대표적인 형태지만, 짧은 시간 동안 의식만 소실되는 소발작, 근육 수축이 한번 움찔거리는 것으로 끝나는 근간대 경련 발작, 근 강직이 짧게 반복적으로 발생하는 연축 발작, 강직 상태만 발생하는 강직 경련 발작, 갑자기 전신 근육의 힘이 빠져서 쓰러지는 탈력 발작 등의 다양한 형태로 발생할 수 있다.

이런 경우는 전체 뇌에서 동시에 발작파가 발생하기 때문에 병소를 확인하기는 어렵지만, 소아 연령에서는 간혹 국소 병변이 전신 뇌전증을 일으킬 수도 있기에 전신 뇌전증이라도 국소 병변을 확인하는 노력이 반드시 필요하다.

같은 대경련이라고 하더라도, 시작부터 대경련인 전신 발작(전신 뇌전증)인지 국소 발작에서 진행된 대경련(국소 뇌전증)인지를 구분하는 것은 매우 중요하다. 국소 뇌전증이라면 발작이 본인만 알 수 있는 어떤 느낌(전조 증상)으로부터 시작되고, 이 국소 부위에서 시작한 발작이 주변 부위로 퍼지면서 의식을 잃거나, 전신 경련으로 이행되는 과정에서 어느 한쪽의 경련 증상이 먼저 보이면서 전체로 퍼지는 현상으로 확인이 가능하다.

전신 발작으로 발생하는 대경련과 국소 발작에서 진행되는 대경련은 치료 약제의 선택도 다르고 병의 예후도 매우 다르며, 약물치료로 조절되지 않을 때 수술치료의 대상이 되는지 아닌지를 결정하는 데에도 매우 중요한 의미를 가지고 있다.

약물치료는 국소 발작과 전신 발작에 모두 효과적인 약제도 있지만, 일부 약제는 국소 발작에만 효과적이고 전신 발작에는 효과가 극히 적거나 오히려 일부 형태의 발작을 악화시키기도 하므로, 전신 뇌전증과 국소 뇌전증을 구분하는 것은 매우 중요하다. 또 대경련 발작 이외의 전신 발작 중에 소발작, 탈력 발작, 근간대 발작, 연축 등은 치료 약제가 서로 다를 수 있어서, 어떤 형태의 발작이 주된 발작인지 아니면 여러 종류의 발작을 같이하고 있는지를 확인하는 것 역시 중요하다.

뇌전증은 일상에서 예측 불가능한 시기에 발작이 반복되는 질환이다. 뇌전증 환자들은 갑작스러운 발작으로 정신을 잃거나 쓰러지는 대경련 때문에 일상생활에 심각한 제약을 받고 있다. 발작 대부분은 약물치료로 조절되지만, 약 30%의 발작은 약물로도 조절되지 않는다. 이 경우에 병소가 확인되면 수술치료의 대상이 될 수 있지만, 병소가 확실치 않거나 수술에 따른 위험이 크거나 병소 이외의 다른 부분이 다시 원인이 되는 경우 등에는 다른 치료 방법(식이요법, 전기 자극 치료, 증상 완화 수술)을 선택하여야 한다. 각 치료 방법에 대해서는 다음에 상세히 소개할 예정이다.

# 뇌전증 진단, 그리고 진단의 오류

뇌전증은 충분히 교육받은 전문의사라고 해도 과진단과 저진단의 비율이 가장 높은 질병이기도 하다. 과진단은 불필요한 치료를 초래하며 저진단은 병으로부터 환우를 지켜주지 못하는 과오로 이어진다. 잠깐 발생하는 발작에 대한 정확한 증상을 제공 받기가 어렵고 확정적인 검사 방법의 정확도가 높지 않기 때문이다.

뇌전증을 진단하기 위해서는 전문화되고 세심한 병력 청취, MRI로 대변되는 뇌 영상검사, 뇌파검사가 제일 중요하다. 세심한 병력 청취는 뇌전증 이외의 돌발성 행동을 보이는 많은 질환을 감별할 수 있게 하고 뇌전증이라도 어떤 종류의 뇌전증인지를 확인해가는 데 가장 많은 정보를 제공해준다. 소아 소발작 뇌전증, 청소년 근간대 뇌전증과 같이 대뇌 구조의 이상이 없는 종류가 아니라면 MRI는 검사 결과가 정상으로 확인되더라도 뇌전증 진단에 필수적이다. 뇌파검사는 대뇌의 활동 상태를 외부적으로 평가할 수 있는 유일한 검사로, 대뇌의 기능이 저하되어 있는지 그리고 비정상적인 강한 전기를 만들어내고 있는지를 평가하는 핵심적인 진단 도구이다.

이런 진단 과정을 통하여 뇌전증인지 아닌지가 확인되기 어려운 경우, 그리고 어떤 종류의 뇌전증인지 어떤 원인에 의해 발생한 뇌전증인지가 확인되거나 추정되지 않으면, 더 정밀한 진단 검사를 진행한다. 장기간 비디오-뇌파검사, 유전자 검사 등이 대표적이며 동반 이환질환의 확인을 위해 정밀 심리 검사가 필요한 경우도 많다. 뇌전증 병소를 확인하기 위한 보다 정밀한 방법으로 PET*,

SPECT ** 그리고 뇌자도 검사 *** 가 필요한 때도 있다.

　뇌전증은 신경계 질환 중에서 진단적 오류가 가장 많다. 비교적 의료가 발전한 호주에서 조사한 결과에서도, 뇌전증으로 진단되어 약물 복용 중인 환자의 20%는 실제 뇌전증이 아닌 실신 등의 이상 돌발 행동 질환이었던 것으로 보고된 적도 있다. 특히 소아는 증상을 스스로 표현할 능력이 없어서 아이들이 이상한 행동을 보이는 것만으로도 발작으로 오인하고, 병원에 가더라도 전문 지식이 부족한 경우에 이런 증상들을 뇌전증 증상으로 오인하여 약을 투여하는 경우도 있다. 그 반대로 뇌전증 아이들에서 발생하는 발작이 워낙 미세하여, 진단이 늦어져 오랜 기간 방치되거나, 심지어 이로 인해 영구적 인지 장애가 초래되는 일도 있다.

　결국 뇌전증은 과진단 및 저진단의 위험성이 매우 높은 질환이다. 뇌전증 진단이 어려운 이유는 증상이 매우 다양하고 증상에 대한 설명을 본인 또는 보호자가 정확히 하지 못한다는 이 질환의 특성 때문이다. 발작이 있을 때 환자는 의식을 잃기 때문에 본인의 증상을 설명하는 것이 불가능하고, 주변의 목격자들도 당황하여 증상을 정확하게 설명하지 못한다. 요즘은 핸드폰으로 동영상을 찍어서 가져오는 경우가 흔해졌으나 증상이 짧을 경우는 동영상으로 담기가 쉽지 않다.

　진단이 쉽지 않은 또 다른 이유는 진단을 위해 시행하는 검사가 확증적이지 못하다는 것이다. 당뇨병은 혈당이 높은 것으로, 고혈압은 혈압이 높은 것으로, 신경질환 중에도 치매는 인지 검사로, 뇌졸중은 뇌영상에서 출혈이나 경색이 있는 것으로 100% 진단된다. 이에 비해 뇌전증은 핵심적인 진단 방법인 뇌파검사와 원인을 진단하는 영상 검사의 확진율이 50%를 넘지 않는다. 또 뇌전증 진단에 가장 핵심적 진단 검사인 뇌파검사의 기록과 판독, 해석이 가장 어렵기 때문이기도 하다. 실제 의료 현장에서 이용하는 검사 도구 중에 가장 어려운 진단 도구가 뇌파검사다.

뇌전증 환자가 발작을 매일 반복하지 않듯이 일정 시간 기록하는 뇌파의 비정상 활동 역시 지속적으로 발생하지는 않기 때문에 실제 이상이 있어도 검사를 하는 시간 동안에는 정상 뇌파만 기록되는 경우도 적지 않다. 진단적 정확도를 높이기 위해 자연 수면 상태의 뇌파를 기록한다거나, 뇌파를 반복 기록한다거나, 장기간 뇌파검사를 찍는다거나 하는 여러 시도를 하고 있지만, 최장 1주일 이상 장기간 지속뇌파를 찍지 않는 한 뇌파의 진단 확률을 100%로 높이는 것은 불가능하다. 또 뇌파검사의 진단율을 올리기 위해서 고도로 훈련된 뇌파 기사가 세심하게 환자의 상태를 관찰하면서 기록하는 것이 필수적이다. 이를 판독하는 의사 역시 고도의 교육과 훈련을 거쳐야 가능하기에 일선 의료 현장에서 뇌전증의 과진단 및 저진단율이 높은 이유가 되기도 한다.

뇌전증으로 진단이 된다고 하더라도 어떤 종류의 뇌전증인지, 어느 부분에서 발생하는 뇌전증인지, 어떤 원인에 의해서 발생한 뇌전증인지, 어떤 경과를 갖는 뇌전증인지, 그리고 어떤 치료가 가장 효과적일 수 있는 뇌전증인지 등을 세분화해서 진단하는 과정은 더욱 쉽지 않다. 어떤 종류의 뇌전증인지를 진단해 가는 과정은 정확한 병력과 증상, 뇌파검사, 뇌기능 평가, 영상 검사 등 가용 가능한 모든 정보를 이용하여 마치 퍼즐 게임 하듯 짝을 맞추어서 큰 그림으로 만들어 가는 과정을 통해 이루어지기 때문에 특별한 전문적인 진료가 요구된다.

특히 뇌가 발달하는 과정에 있는 소아 뇌전증의 경우, 나이에 따라 증상이나 뇌파, 경과가 계속 변하기 때문에 더 다양한 정보가 갖추어져 있어야 한다. 발작의 종류가 가장 중요하고 발작이 시작되는 나이, 발달 지연 등의 대뇌 기능 장애의 동반 여부, 어떤 경과와 예후를 보이는지, 이런 정보들이 모두 중요하지만, 이 과정에서도 가장 핵심적인 역할이 뇌파검사 결과이다. 잘 기록되고 잘 판독된 뇌파검사는 뇌전증 진단에 핵심이라고 할 수 있다. 즉 뇌파검사가 잘 이루어진 상태가 아니라면 의료진들은 핵심 퍼즐을 알지 못한 채로 그림을 추측해 가야 하는 심각한 어려움에 빠질 수밖에 없다.

뇌전증의 진단은 치료를 결정하거나 병의 경과와 예후를 예측하는 데 매우 중요하다. 진단이 잘못되면 환자는 필요 없는 약물을 오랫동안 복용해야 하거나, 반드시 치료해야 하는 상태를 오랜 기간 방치하여 피할 수 있는 사고 또는 인지 저하와 같은 장애가 초래될 수 있다. 실제 임상에서 뇌파검사를 잘못 진단하여 필요 없는 약물을 수년간 복용하는 경우와 수술과 같은 적극적인 치료가 필요한 환자에서 단순한 약물치료만 하다가 심각한 장애가 초래되는 증례들을 아직도 드물지 않게 경험하고 있다.

뇌전증은 정확히 진단되어야, 치료뿐 아니라 경과와 예후를 예측할 수 있다. 자라면서 스스로 극복이 되는 양성 경과를 가지고 있는 뇌전증인지, 더 강력한 치료가 필요한 중증 뇌전증인지가 확인되지 않으면, 양성 뇌전증 환우 또는 부모들은 중증 뇌전증에서 발생하는 문제들이 오지 않을까 하는 막연한 불안감을 가질 수밖에 없다. 또한 중증 뇌전증 환우 또는 부모들은 막연한 기대를 하며 상황을 방치하다가 되돌릴 수 없는 치명적인 경과를 겪게 될 수 있다.

뇌전증은 매우 다양한 원인과 서로 다른 증상들 그리고 다양한 경과를 가지고 있는, 환자마다 서로 다른 매우 다른 여러 종류의 질환이다. 정확한 진단이 되지 않으면 그 환자에게 맞는 개별화된 정보가 부족한 상태로부터 초래되는 당혹감에 사로잡힌다. 이런 당혹감은 막연한 두려움과 질병에 대한 과민함으로 이어진다. 모든 질병이 그렇듯이 병에 대한 무시도 문제지만 병에 대한 과민함도 건강에 악영향을 준다. 뇌전증 환우들이나 부모들이 우울, 불안과 같은 정서 장애 관련 질병에 걸리는 비율이 높은 이유가 되기도 한다.

모든 환우가 자신이나 자녀들의 뇌전증을 정확하게 알고 정확하게 대처할 수 있는 준비가 되어야 이런 막연한 불안감에서 벗어날 수 있다. 더불어 아무리 힘들고 어려운 치료라도 늦지 않게 상태에 맞는 치료를 받아들이는 것이 가능하다. 이런 상태가 되기 위해서 뇌전증에 대한 세분화된 정확한 진단은 필수적이다.

---

* 양전자 방출 단층촬영. 양전자를 방출하는 방사성 의약품을 이용하여 인체에 대한 생리화학적, 기능적 영상을 3차원으로 얻는 핵의학 영상법으로 뇌조직의 기능이 좋은 부위와 안좋은 부위를 구분해서 볼 수 있는 영상 촬영이다.

** 단일 양자 방출 컴퓨터 단층촬영. 어느 한 순간 뇌조직으로 가는 혈류량을 단층 촬영으로 확인할 수 있는 진단 방법이라고 설명할 수 있다.

*** 뇌파 활동을 자기장을 이용해서 기록하는 방법으로, 어떤 파형이 뇌의 어느 부분에서 발생하는지를 정밀하게 분석할 수 있는 검사이다.

## 뇌파검사의 실제

우리 몸의 신경조직은 뇌에서부터 몸 구석구석까지 빠짐없이 연결되어 있는 미세한 전선으로 구성되어 있다. 우리가 의도하든 의도하지 않든, 신경 세포들은 필요한 전기 신호는 끊임없이 생산하고 필요하지 않은 전기 신호는 억제하고 있다. 대뇌 역시 끊임없이 전기 신호를 생산하면서 활동한다. 대뇌의 전기 활동을 확인할 수 있는 가장 정밀한 검사가 뇌파검사다. 정상적인 뇌는 정상적인 뇌파를 생산하고, 병적인 뇌는 정상 뇌파를 만들지 못하거나 비정상 뇌파를 생산한다. 다시 말해서 정상 뇌파를 만들지 못하거나 비정상 뇌파를 만드는 뇌는 병적이다. 뇌파검사는 뇌전증 진단에 가장 핵심적인 검사 방법이다. MRI로 뇌전증을 일으키는 뇌의 구조 이상이 확인되지 않더라도, 뇌파검사로는 병소가 확인될 만큼 뇌파검사가 정밀하다.

이상 뇌파는 뇌기능이 떨어질 때 만들어지는 느린파(서파)와 강한 전기를 만들 때 발생하는 발작파의 두 가지 형태가 있다. 병적인 뇌는 기능이 떨어지고, 기능이 떨어지는 뇌조직은 비정상적인 강한 전기를 제어할 능력이 부족해서 느린파와 발작파를 모두 생산할 수 있다. 기능은 떨어져도 발작을 일으키지 않는 경우에는 느린파만 만들 수도 있고, 기능이 좋은 상태에서 발작을 일으킬 경우에는 발작파만 만들 수 있다. 이러한 느린파와 발작파가 어떤 부위에서 발생하는지를 확인하여 뇌전증의 병소를 확인하거나 예측할 수 있다.

발작파는 뇌조직 내 많은 세포가 전기 신호를 동시에 만들 때 만들어진다. 발작파가 반드시 발작을 일으키지는 않지만, 발작을 일으킬 수 있는 성향을 가지고 있는 것으로 해석할 수 있다. 실제 발작이 뇌파상의 발작파와 일치하는지 검사와 임상 증상을 잘 연결해서 진단하는 것이 핵심이라고 할 수 있다. 발작파가 뇌 전체에서 동시에 기록되면 전신성 뇌전증의 가능성이 크고, 어느 한 부위에서 확인되면 국소 뇌전증의 가능성이 크다. 발작파가 발생하는 부위에서 느린 파도 같이 확인되면 발작이 발생하는 부위의 뇌 기능도 떨어진다고 볼 수 있고, 느린파가 없으면 뇌 기능은 정상으로 평가될 수 있다.

뇌전증 환자가 발작을 매일 매시간 하지 않듯이, 뇌파검사하는 시간 내에 발작파가 반드시 발생하지 않을 수 있기에 뇌전증 환자라 하더라도 뇌파검사상 발작파가 확인되지 않을 수도 있다. 또 발작파를 생산하는 부위가 깊은 부위일 경우 머리 바깥쪽에서 기록하는 검사만으로는 이상 뇌파를 확인하지 못할 수도 있다. 일반 뇌파의 진단적 한계를 극복하기 위해 뇌파를 반복해서 검사하거나 24시간 이상의 장시간 뇌파를 찍는 것이 필요한 이유이기도 하다. 병소가 있을 것으로 생각되는 깊은 부위에 특수 전극을 사용하기도 한다.

일반적으로 발작파는 수면 때 더 잘 확인되고 뇌의 기능 이상은 각성 상태에 더 잘 확인되기 때문에 깨어 있을 때와 잘 때의 뇌파가 모두 기록되는 것이 좋다. 또 발작이 수면 중 발생하는 경우에는 수면 뇌파가 중요하고, 깨어 있을 때 발작이 발생하는 경우에는 각성기 뇌파가 더 중요하다. 반복 빛자극으로 발작이 발생하는 성향이 있는지를 확인하기 위하여 광자극 검사를 한다거나(광과민 발작), 소발작(결신 발작) 뇌전증에서 흔히 보이는 과호흡 상태에서 발작이 활성화되는지를 확인하기 위하여 과호흡을 시키기도 한다.

수면 중 이상 뇌파의 확인이 필요하거나 아이가 협조가 안된다고 수면제를 사용할 경우, 수면제의 영향으로 뇌파가 변형되어 진단적 가치가 떨어질 수밖에 없다. 소아의 경우 낯선 환경과 익숙하지 못한 검사 방법 때문에 울거나 거부하는 경우가 많지만, 잠이 부족한 상태로 미리 준비하고 충분한 시간을 가지고 검사 환경에 익숙해지게 만들어 주면 자연 수면 상태로 검사하는 것이 가능하다. 소아 친화적인 환경이 잘 갖추어진 뇌전증 전문 기관에서 수면제를 꼭 사용하여야 하는 경우는 1% 정도 밖에는 되지 않는다.

또 소아에서 병의 경과에 뇌파 평가가 매우 중요한 영아연축, 레녹스-가스토 증후군 * 같은 일부의 뇌전증에서는 수면제를 사용하면 연축파, 또는 레녹스-가스토 증후군 뇌파가 확인이 안 될 수 있다. 결국 병적 뇌활동을 정확히 판단하기 위해서, 이런 종류의 뇌전증에서 수면제를 사용하는 것은 더욱더 피해야 한다.

뇌파검사는 의사들이 사용하는 진단 도구 중 가장 어려운 진단 도구이기도 하다. 뇌파 판독에도 최고의 전문성이 요구되지만, 뇌파 기록 역시 판독만큼 중요하다. 뇌파검사는 뇌에서 발생하는 매우 미약한 전기 신호를 증폭시켜서 기록하기 때문에, 사소한 주변의 환경에 심한 영향을 받는다. 검사자가 뇌파 기록 중에 발생하는 모든 상황을 잘 통제하고 기록하지 않으면 판독 오류로 이어질 수 있다. 숙련된 검사자에 의해서 잘 기록된 뇌파 기록과 이를 잘 판독할 수 있는 전문 의료진이 필수적이라고 할 수 있다.

뇌파검사는 뇌전증을 진단하는 데 주로 이용되지만, 일부 뇌전증은 뇌파의 이상이 병의 진행 또는 회복을 판단하는데 필수적인 경우도 있다. 첫 검사에서 진단 정보가 충분히 확인되지 않거나 병의 경과를 확인하여야 하는 뇌전증의 경우에 검사를 반복하는 이유이기도 하다.

일반적으로 뇌전증의 발작파는 약물치료로 억제되지는 않는다. 그러나 같은 종류의 뇌전증에서 질환의 중증도를 판단하는 지표가 될 수 있고 병이 나빠지고 있는지 좋아지고 있는지를 판단하는 데 도움이 되기도 한다. 특히 영아연축과 같이 병의 경과와 뇌파 이상이 밀접하게 일치하는 몇 가지 종류의 뇌전증에서는 뇌파의 호전 정도가 치료의 성공 여부를 판단하는 근거로 이용되기도 한다.

일반적으로 뇌전증은 만성 질환으로 고착된 경우도 많지만, 소아 연령의 경우 나이가 들면서 나빠지기도 하고 좋아지기도 한다. 이미 고착되고 진행되지 않는 뇌전증의 경우 반복 검사가 별 의미 없지만, 변화가 진행 중인 소아 뇌전증은 그 상태를 파악하기 위해 어느 정도의 시간 간격으로 다시 확인하는 것이 도움이 될 수 있다. 또 충분한 관해寬解** 가 예측되어 치료를 중단하고자 할 때, 재발 가능성을 예측하는 데 도움을 주기도 한다.

뇌파검사는 세심한 관리와 전문성이 요구되는 중요한 검사이며 뇌전증 진단과 경과 판단에 빠질 수 없는 가장 핵심적인 진단 도구다.

* 전신 경련이나 전신 발작이 특징적으로 발생하는 소아기의 대표적 난치성 뇌전증으로, 특징적인 전신 발작 뇌파와 정신-운동 발달 지연을 초래하는 중증 난치성 뇌전증이다. 출생 전후 저산소증, 뇌출혈, 뇌염 및 뇌의 발생 이상이나 대사장애, 유전자 변이 등이 원인으로, 정신-운동 발달 지연이 있는 어린이와 정상 발달을 보이는 아동에게서도 발생 가능하다.

** 일시적이건 영속적이건 증상이 감소했거나 호전된 상태를 지칭한다.

# 뇌전증의 치료

뇌전증은 왜 치료해야 하는가? 별다른 치료 방법이 없던 과거에도 뇌전증을 앓으면서 인류 역사에 위대한 업적을 이룬 사람이 많다. 그런데 치료가 오히려 더 나쁜 결과를 초래하지 않을까 하는 생각 때문에 거부하는 경우부터, 치료하지 않으면 발생할 수도 있는 사고나 영구 장애에 대한 두려움 때문에 필요하지 않은 치료를 과하게 하는 경우까지, 뇌전증에 대한 일반적인 인식은 많이 왜곡되어 있다. 뇌전증은 뇌의 전기 활동이 제어되지 않고 돌발적으로 과한 전기가 방출되어 발작이라는 증상이 간헐적으로 반복되는 질환이다. 발작은 생명을 위협할 정도의 강한 경련성 발작으로부터, 뇌 기능에 어떤 영향도 미치지 못하는 아주 가벼운 발작까지 매우 다양하다. 가벼운 발작이 위험한 발작으로 변해갈 수도 있고 위험한 발작이 항상 그런 상태로 남아 있으리라는 보장도 없지만, 치료는 가급적이면 나쁜 상태가 될 수도 있다는 것을 가정하고 진행하는 것이 안전하다.

언제 발생할지 예측할 수 없는 발작은 방비가 되어 있지 않은 상태에서 사고의 위험에 노출될 수밖에 없다. 수영장에서는 잠깐 정신을 잃는 정도의 발작으로 익사 사고로 이어지기도 하고 뜨거운 물이나 불 주변에서 의식을 잃을 땐 돌이킬 수 없는 화상으로 이어지기도 한다. 아주 심각한 경우로는 발작이 조절되지 않는 상태에서 돌연사 위험에 항상 노출되어 있다는 것도 치료의 중요한 이유이다. 소아에서는 밖으로 보이는 발작은 경미하지만, 조절되지 않는 강한 전기 방출이 정상적인 대뇌 신경 세포 활동을 방해하여 뇌 활동의 가장 중요한 기능인 인지 기능 발달에 지속적으로 지장을 준다. 이런 상태가 오래 지속되면 영구적인 인지 장애가 초래될 수도 있다. 뇌전증의 치료는 환자가 가지고 있는 개별적인 상태에 따라, 이런 발작이 환자의 건강 상태에 어떤 영향을 줄 수 있는지에 대해 파악하고 그에 맞게 결정해야 한다.

뇌전증 치료는 과학적으로 입증된 방법으로 약물치료, 식이요법, 수술치료, 미주신경자극술로 대표되는 전기 자극술, 그리고 스트레스 경감, 피로도 관리 등의 생활 관리요법 들이 있다. 약물치료는 발작의 위험성이 상존하는 기간 동안 발작을 억제할 수 있는 약물을 지속적으로 유지하는 방법이다. 약물은 매우 다양한 기전으로 과도한 전기 방출을 억제하는 작용을 한다. 뇌세포의 전기 신호는 신호 단백질에 어느 정도의 전기가 전달되어야 만들어지는데, 약물은 이 신호 단백질을 무디게 하여 전기 신호의 생산을 줄이는 작용을 하거나, 신호가 만들어지는 것을 억제하는 신경전달물질의 활동을 강하게 하여 과도한 전기 신호가 발생할 때 더 강력한 방해 신호를 만들게 하는 방법으로 작용하는 약물들로 크게 분류된다.

약물치료의 가장 큰 원칙은 발작을 강력하게 억제하고 부작용을 최소화하여 정상 뇌활동에 방해받지 않도록 하는 것이다. 그러나 모든 약물이 뇌의 전기 신호 생산과 이의 억제를 위해 작용하는 만큼 부작용이 없는 치료약을 만드는 것은 불가능하다. 그리고 발작을 강력하게 억제하는 약물일수록 부작용의 정도도 심할 수밖에 없다는 것이 일반적이다. 발작 조절 능력도 약물에 따른 개인적인 차이가 있지만, 부작용의 정도도 개인차가 있을 수 있다. 약물치료를 선택할 때 일반적으로 가장 효과적이고 가장 부작용이 적은 약제를 선택하는 것이 치료 전략이지만, 가장 효과적인 약이 어떤 환자에게는 전혀 효과적이지 않고, 부작용이 가장 없을 것으로 알려진 약제가 어떤 환자에게는 심한 부작용을 일으키기도 한다. 모든 약물치료에서 약물 선택이 효과적인지 안전한지를 확정하지 못하고 그대로 시도한다 라고 밖에 할 수 없는 이유다.

약물이 효과적인지 확인할 때까지의 기간 역시 개인차가 크다. 매일 발작을 하는 경우라면 약물이 효과적인지는 하루 이틀이면 확인되지만, 한 달에 한 번 정도 발작을 하는 경우라면 최고 2개월 이상이 걸린다. 일반적으로는 발작과 발작 사이의 최대 간격의 3배 정도까지 발작이 없으면 효과적이라고 판단할 수 있고, 그러한 발작 빈도가 정확하지 않을 땐 6개월 이상 발작이 발생하지 않으면 효과적이라고 판단한다.

약물치료는 발작 조절 효과와 부작용의 발생 여부에 따라 조정하게 된다. 발작이 충분히 조절되지 않을 경우, 부작용을 감수하고라도 좀 더 강력한 약제로 바꾸거나, 기존 약제가 전혀 효과가 없지 않았을 경우라면 기존 약제의 효과를 더 강화할 수 있는 약제를 추가하는 선택을 하기도 한다. 단순히 약물의 용량을 올리는 선택을 할 수도 있다. 이런 모든 경우에 약물의 효과는 더 강해질 수 있으나 부작용의 강도 역시 감수할 수밖에 없다. 부작용이 너무 심할 경우에도 그 반대의 약물 조정을 할 수 있다. 일반적으로 약물의 부작용은 시간이 지나면서 점차로 적응해 가는 경우가 많지만, 적응이 안 되고 지속되는 경우도 있다. 이러한 적응 과정을 더 쉽게 하기 위해 약의 용량을 치료 용량까지 서서히 올리는 방법을 쓰기도 한다.

발작의 완전한 억제와 부작용의 최소화를 위해 이런 시도를 무한정으로 반복하는 것은 추천되지 않는다. 현재 사용되는 약제가 30가지 정도인데, 어느 약이 어느 약보다 뛰어난 효과를 보인다고 입증된 약은 없다. 대부분의 약은 다른 약에 비해 효과가 떨어지지 않는다 라는 정도의 과학적인 검증만 있을 뿐이다. 이런 이유로 3가지 이상의 약물 시도에도 발작이 조절되지 않으면, 이후 다른 약제를 아무리 바꿔 사용하거나 추가해서 사용한다고 하더라도 약물로 완전히 조절될 확률은 현저히 떨어진다. 즉 병에서 벗어나는 것이 불가능할 확률이 높아진다는 것이다.

약물로 조절되지 않는 뇌전증이라면 수술, 식이요법 등의 다른 방법을 적극적으로 검토해야 한다. 수술로 완치 가능하거나 현저히 도움을 받을 수 있고 후유증이 예견되지 않는 상태라면 수술치료를 적극 검토해야 한다. 또 케톤생성 식이요법으로 대표되는 식이요법 역시 약물 난치성 뇌전증에서 적어도 절반 이상은 뛰어난 도움을 받을 수 있으므로 크게 거부감이나 합병증이 예견되지 않는 상태라면 반드시 고려해야 한다. 특히 뇌전증이 조절되지 않으면서 인지 기능을 포함한 대뇌 기능을 퇴행시키는 일부 소아뇌전증의 경우 약물 난치성으로 진단되면 수술이나 식이요법을 가능하면 빨리 받아들여야 한다.

약물치료를 언제 중단할 수 있을까 하는 질문 역시 많이 받는다. 뇌전증은 약물을 포함한 모든 치료가 뇌전증 상태에서 벗어날 때까지 유지되어야 한다. 성인 연령일수록 뇌전증이 고착된 경우가 많아 수술 등의 근본적인 치료가 가능한 경우가 아니라면 아주 오랫동안, 일부는 평생에 가까운 시간 동안 유지해야 한다. 그렇지만 발작을 일으키는 뇌 상태가 시간이 지나면서 점차 호전될 수도 있어서 발작이 3년 또는 5년 이상 전혀 발생하지 않고 MRI를 포함하여 뇌파검사가 계속 정상이라면 약물 중단을 시도해 볼 수 있다. 이 경우 재발률은 30~40% 정도 되는 것으로 알려져 있다.

소아는 뇌의 발달에 따라 자연적으로 치유되는 경우가 많아서 발작이 최소 2년간 발생하지 않고 MRI를 포함한 뇌파검사가 재발 위험성이 높은 성향을 가지고 있지 않다면 약물 중단을 시도해 볼 수 있다. 이런 경우 재발률은 약 20% 안팎에 이르는 것으로 알려져 있다.

비교적 가벼운 뇌전증의 경우에는 스트레스 경감, 수면 유지, 뇌의 피로도 감소를 위한 여러 생활 패턴 관리 등을 통해서 약물의 유지 강도를 낮추는 노력도 중요하다. 적절한 신체 활동과 규칙적인 운동 역시 발작에 대한 내성을 증가시키고 체력 강화를 통한 뇌의 피로도를 감소시키는 효과가 있다. 발작이 발생했을 당시에 사고가 발생하지 않고 머리에 충격을 가하지 않는 종류의 운동이라면 최근에는 많이 추천되고 있다.

# 뇌전증의 약물치료

약물치료가 개발되기 이전에 뇌전증은 불치의 병이었다. 때와 장소를 가리지 못하고 갑자기 찾아오는 발작으로 길거리에서 쓰러져 대경련을 일으키고 몇 분 지나면 다시 일어나 부끄러운 듯 종종걸음으로 상황을 피해버리는 경우가 허다하였다. 1920년도에 페노바비탈phenobarbital*을 이용한 약물치료가 처음 시도되었고, 1940년도에 페니토인phenytoin**이 처음 사용되기 시작하면서 뇌전증 환자들의 발작은 점차로 조절되기 시작하였다.

뇌전증 환자들은 약물 복용으로 발작이 줄면서 과거보다는 더 나은 일상생활을 유지하는 것이 가능해졌다. 우리나라에서 장미회가 서울 기독의사회와 함께 뇌전증 약을 각 지역 교회의 무료진료소에서 봉사하던 의사들을 통해 제공하기 시작한 것이 1964년이었다. 미국에서 파송된 의사 로빈슨 선교사와 장미회 창립 이사장이신 박종철 박사님, 신경외과 의사로 인천 기독의사회를 이끈 강우식 박사님, 연세의대 예방의학교실의 김명호 교수님 등이 이 시기의 장미회를 함께 이끌면서 뇌전증 환우들에게 약을 제공하는 진료를 해왔다. 당시에는 약을 구하기가 어려워 로빈슨 선교사가 미국이나 독일에서 직접 구입하거나 기증받아 장미회에 전달하였다.

항발작 약은 90년대 초반까지 5종 이내의 약만 사용되었으나, 이후 폭발적으로 새로운 약물들이 개발되기 시작하여 지금은 30종에 이르는 약제가 사용되고 있다. 새로 개발된 약제들은 기존의 약제가 가지고 있던 인지, 기억, 활력 저하와 장기간 복용에 따른 신체 부작용(성인병, 골감소증, 호르몬 장애) 같은 장단기 부작용을 현저히 감소시키는 데 성공하였다. 그러나 발작 치료 면에서는 뚜렷한 도움을 주지 못해서 약물로 조절되지 않는 뇌전증의 비율은 이전과 거의 비슷한 전체 환자의 30% 정도로 지속되고 있다.

약물치료는 기본적으로 신경 세포가 전기 신호를 만드는 것을 방해하는 약제와 전기 신호 생산을 억제하는 가바GABA라는 신경전달 물질의 작용을 강화하여 강한 전기 발생을 억제하는 두 가지 방법으로 작용한다. 각 약제가 가지고 있는 기전들에 조금씩의 차이가 있어서 한 가지 약으로 조절되지 않을 땐 기전이 다른 약으로 바꾸거나 추가하여야 좀 더 나은 효과를 기대할 수 있다.

약물을 선택할 때는 어떤 종류의 발작인지 어떤 종류의 뇌전증인지에 따라 가장 효과적인 약제를 시작한다. 또 발작의 빈도나 강도, 연령, 성별, 임신 계획, 학업 정도나 직업, 다른 질환 동반 여부, 심리-정서-사회적 요인, 그리고 (부작용이 없는 약은 없으므로) 어느 정도의 부작용까지 감당하는 것이 적절할지와, 가격, 복용 횟수, 증량 방법 등을 포괄적으로 고려하여 선택한다.

뇌전증 치료 약물은 과거에 항뇌전증약 또는 항경련제로 불렸으나, 약제가 뇌전증 자체를 치료하는 약제가 아니라는 점과 뇌전증의 증상이 경련을 동반하지 않는 발작도 많이 일으킨다는 점 등을 감안하여 최근에는 항발작약제로 통일되어 불리고 있다.

항발작 약물은 가장 많은 빈도의 국소뇌전증(의식 소실 발작 및 대경련 포함)을 치료 대상으로 하는 약제와 소발작(과거에 결신 발작, 결여 발작으로 불리던 소아에서 주로 발생하는 의식 장애를 일으키는 발작) 약제로 크게 나눌 수 있고, 또 다르게는 국소 발작 약제와 전신 발작 약제로 나누기도 한다. 어느 한쪽에만 효과적인 약제도 있지만, 최근에는 양쪽에 모두 효과적인 범용 약제들도 많이 개발되어 있다. 국소 발작에 특화된 약물은 소발작이나 근간대 발작과 같은 전신 발작을 악화시키는 경우도 있어 약물 선택에는 항상 주의가 요구된다.

약 30종에 이르는 약제는 국소뇌전증에 사용되는 약, 전신뇌전증에 사용되는 약, 그리고 범용으로 사용되는 약제로 나눌 수 있다. 전신뇌전증 약제는 소발작, 근간대발작, 탈력발작, 연축에 효과적인 약제로 따로 구분한다. 소발작에 특화된 약제는 에소숙시마이드(자론티, 자론틸) 발프로인산(오르필, 데파코트, 데파킨, 프로막) 두 종류가 대표적이고, 근간대 발작에는 여기에 더해 클로바잠(센틸) 조니사마이드(엑세그란) 그리고 연축에는 비가바트린(사브릴) 스테로이드(소론도, ACTH)가 일차적으로 사용되고 있다.

최근에 개발된 약제들은 더 효과적일 수 있지만, 부작용 면에서 아직 충분한 검증이 이루어지지 않았다는 단점도 있다.

국내 제약회사에서 개발된 세노바메이트(엑스코프리)는 이전 약제에 비해 국소뇌전증에 좀더 강력한 약제로 알려져 미국과 유럽에서는 이미 사용되고 있으나 우리나라에서는 아직 검증 과정에 있다. 대마씨유에서 추출한 에피디올렉스는 고가인데다 아직 안전성이 완전히 검증되지 않았다는 이유로 아주 심한 약물 난치성 뇌전증에만 일부 제한적으로 허용되고 있다.

약물치료의 목표는 부작용 없이 발작에서 자유로워지는 것이다. 완벽한 약제는 없기에 이 모두를 충족시키는 것은 아직 불가능하지만, 최대한 가까이 가려는 노력은 필요하다. 현재까지 사용되고 있는 모든 약제가 신경 신호 생산을 방해하거나 생산된 신호를 억제하는 방법으로 작용하기 때문에, 부작용이 전혀 없이 발작만 멈추게 하는 것은 불가능하다. 발작 억제력이 강력할 수록 부작용도 심한 것이 일반적이지만, 발작 조절 능력과 부작용 발현 정도도 모두 개인차가 있어서 환자의 상황에 맞춰 최대한 도움을 받을 수 있는 약제를 선택하는 것이 필요하다.

발작에 맞게 선택한 첫 번째 약으로 발작이 완전히 조절되는 경우는 약 50% 정도이며, 추가적인 약물 조정으로 발작이 완벽히 조절되는 경우가 전체의 70% 정도 된다. 약물로 발작이 완전히 조절되지 않을 때는 완치를 보장할 수 있는 다른 치료 방법을 고려해야 하며, 이 경우 약물치료보다 더 어려운 수술이나 케톤생성 식이요법으로 대변되는 식이 치료를 검토해야 한다. 최근 개발된 약제를 추가로 사용하는 것도 방법이 될 수 있고 미주신경 자극장치 삽입과 같은 추가 치료를 고려할 수도 있지만, 발작이 완전히 조절되지 않는 경우 발작 억제와 약물 부작용 사이에서 최선의 타협점을 찾아가는 것도 한 가지 선택이 될 수도 있다.

뇌전증에서 자유로워지는 것이 모든 의료진과 환우들의 바람이다. 많은 의료진과 뇌과학자들이 이를 위해 끊임없이 노력하고 있고, 그 결과로 언젠가는 바람이 이루어질 것이라는 꿈과 희망을 품고 있다.

* 뇌신경흥분을 억제해 진정, 수면, 항경련 효과를 나타내는 약물
** 여러 흥분성 세포의 세포막을 안정시키는 효과가 있는 약물

## 뇌전증의 식이치료

### 뇌전증 치료 식이요법의 역사

뇌전증은 인류 역사의 기록에 남아 있는 아주 오래된 질환이다. 간헐적으로 반복되는 발작으로 정신을 잃거나 전신 경련으로 나타나는 뇌전증은 누구에게나 두려운 병으로 다가왔다. 의학 발전으로 치료 약물이 개발되기 이전의 뇌전증 환자들은 어쩌다 발생하는 발작 또는 경련에 무방비 상태로 노출되어 있을 수밖에 없었다. 우리나라의 기록은 찾아볼 수 없지만, 서양에서는 중세의 수도원에서 이들을 금식 기도를 통해 치료해왔다. 금식하지 않고 기도만 해서는 발작이 조절되지 않았지만, 금식 기도를 하면 발작이 현저히 줄어든다는 경험으로 이들을 금식 기도로 치료했던 것이다. 금식기도는 예수님께서 하셨던 40일간의 금식과 예수님께서 뇌전증 환자를 치료하셨다는 성서의 기술 내용 역시 당시 뇌전증을 금식을 이용해서 치료했다는 여러 기록을 배경으로 하고 있었다.

금식의 효과는 일상에서 또는 여러 종교에서 흔히 알려져 왔고 또한 이용됐다. 불교에서 절식 또는 금식을 일상화하거나, 이슬람에서 라마단 기간 금식을 유지하는 경우, 그리고 여러 이유로 단식 또는 금식을 하는 경험을 들어보면, 초기에는 여러 어려움이 발생하지만 2~3일이 지나면서 금식 상태에 적응하면 머리가 맑아지고 정신 집중이 현저하게 향상되는 변화가 공통적으로 일어난다.

우리의 뇌는 평상시에는 포도당을 에너지원으로 사용하지만, 포도당의 재료가 되는 탄수화물이 공급되지 않는 상태에서는 지방을 에너지원으로 사용하게 된다. 우리 몸에 저장된 탄수화물의 양은 소량에 불과해서 금식 상태가 하루만 지속되어도 저장된 탄수화물은 고갈된다. 탄수화물이 부족한 상태에서는 대체 에너지원으로 몸에 비축된 지방을 이용하고, 지방을 분해해서 만들어지는 케톤체가 세포가 사용하는 에너지원인 ATP를 만드는데 직접 이용된다. 이러한 변화가 어떻게 발작이나 경련을 막아주는지에 대해서는 아직도 많은 연구가 진행되고 있다. 가장 중요한 변화는 뇌세포가 포도당을 이용할 때보다 지방을 이용할 때 훨씬 많은 ATP가 생산되고, 그 결과 뇌세포의 기능이 개선되어 병적 상태를 회복해 가는 데 도움이 되는 것으로 알려져 있다.

금식에 의한 항발작 효과는 20세기 초에 이르러 과학적으로 검증되었고 금식 상태를 모방한 탄수화물 제한, 지방 위주의 케톤생성 식이요법(케톤 식이)이 개발되어 뇌전증 환자들에게 활발하게 적용되기 시작하였다. 그러나 20세기 중반 이후로 뇌전증 치료 약물이 개발되기 시작하면서 케톤 식이는 방법상의 어려움 때문에 점차 사용이 줄어들었다.

약물치료가 뇌전증 치료의 대세로 자리 잡으면서 실제 임상에서 거의 사용되지 않던 케톤 식이가 다시 주목받기 시작한 것은 1994년 가을이다. 미국 할리우드의 성공한 영화 제작자 짐 아브라함슨의 아들인 찰리가 케톤 식이로 발작이 완전히 조절되면서 이를 널리 알리기 위한 찰리재단을 만들면서부터이다. 당시 찰리는 생후 3세경부터 하루에도 50회 이상 반복되는 발작이 발생하여 미국 유수의 여러 병원에서 사용 가능한 약을 모두 사용하였고, 수술 및 주술에 대한 권유까지 받고 실제로 시행하기도 하였으나 전혀 조절되지 않았던 난치성 뇌전증을 앓고 있었다. 발병 후 1년 이상 조절되지 않던 뇌전증은 당시 미국에서 케톤 식이를 시행하고 있던 몇 안 되는 병원 중, 존스-홉킨스 병원에서 식이 치료를 시작하면서 1주일도 안 되어 발작이 완전히 멈추는 기적 같은 일을 경험하게 되었다. 짐 아브라함슨은 이렇게 효과적인 치료를 미국의 유명한 다른 병원에서 권유조차 받은 일이 없었다는 사실이 너무 안타까워서 사재를 털어 케톤 식이를 적극적으로 알리기 위한 찰리 재단을 만들었다. 이 재단이 미국 NBC 데이트라인 뉴스에 소개되면서 일반인들에게 널리 알려지게 되었다. 이 방송에서 당시 찰리의 치료를 담당했던 의사가 케톤 식이를 잘 권유하지 않았던 이유가 "제약회사와 같이 이 치료를 소개하는 프로그램이 없기 때문이다"라고 언급했다. 이 발언으로 미국 전역에서 뇌전증 치료를 받고 있는 환자의 부모들이 지금까지 약물치료만 권유해 왔던 병원들에 폭발적으로 항의 전화를 하는 사태에까지 이르렀다. 이 사건을 계기로 케톤 식이는 일반인들과 치료 의사들에게 널리 알려지게 되고, 의사들과 과학자들이 케톤 식이를 적극적으로 사용하고 연구하기 시작하였다. 실제 1994년까지 케톤 식이에 대한 연구 논문 발표는 몇 년에 한 편 나올까 말까 하는 정도였으나 이후 꾸준히 증가하여 이제는 한 해에 500편이 넘는 연구 논문들이 발표될 정도로 이 분야에 관한 관심이 뜨겁게 달아오르고 있다.

뇌전증 치료의 역사에서 가장 오랜 역사가 있는 식이요법이 상용화되기 시작한 기간이 오히려 가장 짧다는 역설적인 사실은 아이러니라고 할 수도 있다. 그동안 약물치료에 자리를 완전히 내주고 있었던 식이요법은 이제는 약물치료, 수술치료와 더불어 뇌전증 치료의 3대 중심축으로 자리 잡게 되었다.

현대 의학을 통해 뇌전증 치료중심 축으로 다시 자리 잡게 된 케톤 식이는 과거의 고전적인 방법에서 진화를 거듭하여 어떤 종류의 뇌전증에서 그리고 어떤 상태에서 사용해야 하는지, 얼마나 오랫동안 유지해야 하는지, 좀 더 편한 방법으로 사용이 가능한지 등에 대해 많은 경험과 연구가 진행됐다. 이제는 더 쉽게, 더 짧게, 더 편하게, 더 안전하게, 그리고 더 효과적인 방법으로 개발되고 사용되고 있다.

식이 치료에서 나타나는 뇌 활동의 변화는 뇌전증뿐 아니라 다른 뇌 질환의 영역에까지 확장 적용되어 치매, 뇌종양, 자폐증, 난치성 편두통, 파킨슨병 등 여러 질환에서 사용되고 있다. 최근에는 암세포의 증식을 억제할 목적으로 탄수화물을 극도로 억제하는 일반 암의 식사 치료에도 응용되고 있다. 최근에는 케톤 식이를 응용하여 일반 건강 증진과 비만 억제를 위해서 저탄수-고지방 요법이라는 이름으로 일반인들에게도 흔히 사용되고 있으며 고급 식당의 메뉴에도 케톤 식이가 독자적인 주문 메뉴로 자리 잡을 만큼 일반화되고 있다.

우리나라에서 케톤 식이는 1995년에 처음 소개된 이후로 난치성 뇌전증의 치료에 꾸준히 이용되고 있다. 케톤 식이를 하지 않았다면 극심한 장애에서 회복할 수 없었을 환자들이 기적 같이 회복된 수많은 사례가 이미 일반 언론 매체와 학술 대회들을 통해 소개되기도 했다. 뇌전증은 매우 다양한 종류의 질환들로 구성되어 있고 치료 방법도 다양하다. 어떤 종류의 뇌전증인지, 어떤 원인에 의해 발생한 뇌전증인지, 그리고 그러한 뇌전증에 어떤 치료가 가장 효과적인지, 전문적인 진단과 치료 선택은 그 중요성을 아무리 강조해도 지나치지 않는다.

뇌전증 치료의 한 중심축으로 자리 잡게 된 식이요법 역시 아주 오래된 경험적인 역사적 방법에서 이제는 현대 의학을 통해 거듭난, 과학의 옷을 새롭게 갈아입은 치료 방법으로 뇌전증 환자의 회복과 건강 증진에 중요하게 사용되고 있다. 앞으로도 계속 환우들의 건강 회복을 위해 더 많은 관심이 일어나고 적극적으로 사용될 수 있는 환경이 만들어지기를 바라는 마음이다.

## 에너지 생산 공장의 비밀

란다우-클레프너 Landau-Kleffner 증후군이라는 뇌전증이 있다. 언어 발달이 가장 왕성한 3세에서 5세 사이에 발생하는 뇌전증으로 소리를 듣는 대뇌 중추에서 강한 전기가 지속적으로 발생하여 잘 듣지 못하게 되는 뇌전증이다. 이 강한 전기는 뇌 전체로 퍼져서 정상 인지 기능을 방해하고, 인지 장애가 발생하는 질환이다. 란다우-클레프너 증후군은 주로 수면 시에 지속적인 강한 뇌전증 뇌파가 발생하지만, 발작은 거의 없거나 아주 간헐적으로 발생한다.

필자가 뇌전증의 치료 방법으로 케톤생성 식이요법(케톤 식이)을 처음 도입하여 난치성 뇌전증 환자들에게 적용한 지 얼마 되지 않았을 때의 일이다. 당시에는 뇌전증을 전공하는 의사들까지도 식이요법에 냉소적일 뿐 아니라 반대하는 사람들도 많았다. 당시 환자 중 정상으로 발달하던 아이가 갑자기 잘 못 듣게 되어 이비인후과를 거쳐 소아신경과에 의뢰된 사례가 있었다. 청각에 전혀 문제가 없고 발작은 없었는데 뇌파에 이상 소견이 있다고 의뢰되었다. 란다우-클레프너 증후군을 보호자들에게 이해시키기도 쉽지 않았지만, 알려져 있던 모든 치료를 시행했음에도 불구하고 아이의 상태는 점점 악화하였다. 마지막으로 당시에 소개되었던 수술치료로 연막하절제술*이나 케톤 식이 중 하나를 선택하여야 함을 설명하였다. 어느 하나도 선뜻 받아들이기가 어려웠던 보호자는 다른 방법이 있는지 알아보기 위해 전원을 선택하였다.

그로부터 2년이 지난 후에 아이가 부모와 함께 다시 찾아왔다. 두 가지 치료를 제외한 여러 가지 방법의 치료를 적용하는 중에 아이의 상태는 점점 악화하여 말을 못 알아듣는 정도가 아니라 엄마 아빠나 가족들을 전혀 못 알아보고 인지 기능이 바닥까지 떨어져 있었다. 괴성만 지르는 행동 장애와 경련을 동반한 의식 소실 발작까지 발생하고 있었다.

보호자들은 케톤 식이를 하기로 이미 결정을 하고 찾아왔다. 당시의 식이요법은 2~3일간의 금식 기간을 거쳐서 지방 위주의 식사를 적용시켜가는 고전적 방법으로 진행하고 있었다. 금식 동안의 어려움, 기름 위주로 구성된 식사에 대한 거부감, 그 모든 과정이 고통스러웠던 하루하루였다. 영양제 복용, 식이 비율 유지를 위한 식단 작성 등 지금은 상상하기 어려운 장애들이 산적해 있었다. 아이는 초기 적응 기간의 입원 이후에도 먹기를 거부하고 계속 토하는 등 입원과 퇴원을 반복하였고 여러 약물을 이용하여 가까스로 적응시킬 수 있었다. 약 한 달 정도 지나면서 기적과 같은 변화가 나타나기 시작하였다. 아이가 전화 소리를 알아듣고 전화를 받아서 건너편에서 들려오는 아빠의 말소리에 귀를 기울여 듣는, 당시 상태에서는 상상도 못 하던 변화를 보이기 시작한 것이다. 이후 아이는 잠자는 것부터 하루하루 회복되는 변화로 가족들을 놀라게 하였다. 3개월이 지난 후에 아이는 몰라보게 달라졌고 이상 뇌파가 완전히 정상화 되었다.

한편으로, 지금은 미국 워싱턴 대학에 교수로 재직하고 있는 당시 아주대 교수에게 의뢰한 피부 조직의 미토콘드리아 호흡효소 검사에서 호흡효소 1번 활성도가 현저히 떨어진다는 결과를 보고 받았다. 이를 토대로 란다우-클레프너 증후군이 '미토콘드리아 호흡효소 기능 장애'**로 발생할 수 있다는 세계 최초의 증례로 보고하였다.

아이에게는 호흡효소 활성화를 도와주는 약제를 추가하고 뇌전증 약제를 중단하였으며, 2년 동안 식이요법을 지속하면서 아이는 완전한 정상으로 회복되었다. 2년 후 식이요법까지 중단하고 효소 약제만 유지하면서도 아이는 반에서 1~2등을 다툴 정도로 총명하게 성장하였다.

이후 모든 치료를 중단하고 외래 방문도 끊어진 상태로 20년 가까이 지나서 아이는 건강한 대학생으로 공무원 시험에 합격한 후에 부모와 함께 찾아왔다. 식이요법을 받아들이지 않았다면 어떻게 되었을지를 아는 부모들은 당시의 권유에 대해 한없이 감사하여였다.

당시 미토콘드리아 기능 장애로 발생한 다양한 종류의 뇌전증에서 케톤 식이가 효과적일 수 있다는 세계 최초의 논문이 저명한 국제 학술지에 게재되었고, 이후 케톤 식이가 미토콘드리아 호흡효소 기능 저하를 치료하는 표준화된 치료로 받아들여지게 되었다. 지금은 바뀌었지만, 그 논문 이전까지 모든 뇌전증 교과서에는 케톤 식이가 (에너지 공급에 추가적인 부담을 줄 수 있다는 우려 때문에) 미토콘드리아 호흡효소 장애 질환에 금기라고 서술되어 있었다.

모든 생명 활동은 에너지를 필요로 한다. 움직이기 위해서 근육이 힘을 줄 때도, 생각하기 위해 뇌 신경세포가 전기 신호를 만들 때도, 온몸 구석구석에 피를 순환시키기 위해 심장 근육이 펌프질할 때도 끊임없이 에너지를 소모하게 된다. 에너지가 공급되지 않는 상태에서는 생명 활동이 중단된다.

우리 몸이 사용하는 모든 에너지는 태양으로부터 나온다. 태양은 식물의 엽록소를 통해 공기 중의 탄소를 에너지원(탄수화물)으로 만든다. 탄소를 고농도로 축적한 지방과 생명 현상을 위해 필요한 단백질은 모두 탄수화물과 그 축적된 에너지를 이용해서 만든다. 우리의 생명 현상은 탄수화물이나 지방을 구성하고 있는 탄소를 태울 때 발생하는 에너지를 사용해서 이루어진다. 피를 통해 공급되는 산소를 이용하여 실시간으로 필요한 만큼의 탄소를 태우고 이때 만들어지는 에너지를 사용한다. 더 많은 에너지가 필요하면 산소를 더 많이 공급해서 더 많은 탄소를 태운다. 운동할 때 숨이 찬 이유도 더 많은 산소를 공급하기 위함이다. 탄소를 태우는 일은 세포핵의 바깥쪽에 있는 미토콘드리아(사립체)가 담당한다. 미토콘드리아는 탄수화물과 지방을 태울 때 나오는 에너지를 ATP라는 물질에 저장하여 세포가 사용할 수 있도록 공급해준다.

사람이 물에 빠져 산소 공급이 중단되었을 때, 5분 이내에 사망하게 되는 이유는 뇌세포 안에 5분 이상 견딜 수 있는 에너지가 비축되어 있지 않기 때문이다. 우리 몸에서 가장 많은 에너지를 필요로 하는 것이 뇌세포들이다. 신체의 1/40 무게를 가지고 있지만, 전체 에너지의 20%를 뇌가 사용한다. 에너지 공급이 부족하면 에너지를 많이 사용하는 기관이 가장 심한 손상을 받는다. 미토콘드리아의 기능이 좋지 않을 경우, 뇌세포가 받는 영향이 가장 큰 이유다.

뇌전증은 뇌세포의 기능 이상을 일으키는 여러 원인에 의해 발생한다. 뇌세포의 에너지 생산이 부족하거나, 에너지 요구량이 증가하는 여러 원인 역시 뇌전증을 발생시킨다. 이런 원인으로 발생하는 뇌전증이나 뇌 기능 장애 질환들은 에너지 생산을 증가시키면 회복된다.

탄수화물보다 탄소의 집적도가 훨씬 높은 지방을 태울 때 에너지 생산량은 훨씬 증가한다. 케톤생성 식이요법은 탄수화물을 태우는 뇌세포가 지방을 태우도록 전환시키는 치료 방법이다. 지방을 태우는 뇌세포는 탄수화물을 태울 때보다 더 많은 에너지를 만든다. 더 많은 에너지를 생산하는 뇌세포는 기능이 그만큼 더 좋아진다.

케톤 식이를 할 때 인지가 개선되고 정신이 맑아지며 발작이 멈추게 되는 아주 간단한 이유라고 설명할 수 있다. 케톤 식이는 지난 30년 동안 식이 치료를 하지 않았다면 장애아로 살아갈 수밖에 없었던 많은 아이에게 기적을 선물한 에너지 대사 치료 방법이다.

## 금식, 절식, 저탄-고지 식이의 비밀

인류가 지구상에 출현한 시기는 대략 300만 년 전으로 추정된다. 지구의 나이가 45억 년, 지구 생명체가 나타난 시기가 대략 40억 년 전, 공룡이 지구상에 살던 시기가 2억 6천만 년 전부터 6천500만 년 전 사이라는 것에 비해 인류의 역사는 결코 길다고 할 수 없다. 300만 년이라는 그 길지 않은 시간 중에도 인류가 하루 3끼의 식문화를 갖게 된 것은 아주 최근이라고 할 수 있다.

쌀농사를 시작한 것이 신석기 시대의 후기, 즉 신석기 시대에서 청동기 시대로 이행되는 시기로 지금으로부터 1만 년도 안 되는 시기이다. 작물을 경작하고 그러한 소출로 식생활이 가능해지기 이전까지, 인류는 사냥과 채집으로 획득한 음식으로 살아오면서 생존과 진화를 거듭해 왔다.

농사를 지으면서 시작된 탄수화물 위주의 음식 문화가 지배하기 이전, 인류는 오랜 기간 절식과 금식 그리고 탄수화물 섭취가 제한된 식문화를 지속해왔다. 탄수화물이 지배하고 있는 오늘의 식습관은 인류의 역사를 봤을 때 오히려 비정상적이라고 할 수 있다. 극단적인 탄수화물 제한 식이로 난치성 뇌전증의 치료에 흔히 사용되는 케톤생성 식이요법뿐 아니라, 한때 황제 다이어트로 돌풍을 일으켰던 앳킨스 식이, 당뇨 환자들의 식사 방법으로 흔히 이용되는 저당화지수 low glycemic index 식이, 간헐적 금식 등은 뇌전증 치료 식이로 사용되고 있다. 비만 치료에 흔히 이용되는 저탄수화물-고지방 식이를 포함하여, 현대에 이르러 오히려 구석기 시대의 식습관을 모방하여 인류가 오랫동안 가지고 있던 자연스러운 식이 방법으로 회귀하려는 흐름이 나타나고 있다.

탄수화물 과다와 영양 과다 상태는 당뇨, 혈압, 고지혈증 등 대사증후군과 같은 성인병을 초래하여 뇌졸중, 심근경색증과 같은 혈관 질환의 위험성을 높이고 뇌에서는 신경 세포들의 숫자와 연결 회로를 증식하고 강화시킨다. 신경 세포들과 연결 회로의 증식은 뇌 조직이 생산하는 전기 신호를 증폭시켜 과잉 흥분 상태를 쉽게 만들고 결과적으로 발작이 쉽게 발생할 수 있는 토대를 제공한다. 우리의 뇌는 탄수화물과 영양 결핍 상태에서, 뇌세포의 증식이 억제된다. 뇌세포 간 연결 회로는 꼭 필요한 회로는 강화되고 불필요한 회로들은 줄어들어 뇌가 많은 활동을 안하고도 효율적으로 이용될 수 있도록 스스로 조정해 가는 변화를 만들어 간다. 결국 뇌의 미세 구조 역시 에너지 결핍 상태를 견딜 수 있는 생존 모드로 변해가는 것이다. 이러한 과정에 핵심적으로 작용하는 엠토르 단백질 mTOR: mammalian rapamycin target protein 은 상황에 따라 증가하기도 하고 감소하기도 해서, 뇌세포의 증식과 세포 활동을 조절하는 역할을 한다. 엠토르 단백질은 에너지 공급이 많을 때 증가하고 부족할 때 줄어들어 뇌조직 활동을 증가 또는 감소시킬 수 있는 상태로 조절해가는 일을 한다. 뇌전증 치료를 위해 사용되는 케톤생성 식이요법이나 금식 상태와 같이 에너지 공급이 부족한 상태에서는 엠토르 단백이 억제되어 뇌세포와 연결 회로의 증식을 억제시키고, 그 결과 뇌 조직의 과잉 전류 생산을 억제하여 발작을 막아줄 뿐 아니라 과잉 흥분성 뇌조직을 정상화시키는데 기여하게 된다. 그 결과로 뇌의 회로가 과잉 활동을 하지 않고 매우 효율적으로 작동할 수 있는 상태로 변화한다. 실제 난치성 뇌전증을 치료하는 과정에서 케톤생성 식이요법을 시행할 때, 아이가 놀랍도록 차분해지고 현저한 인지 개선 효과가 나타나는 것을 흔히 경험한다.

좀 다른 이야기로 우리나라를 포함해서 독일이나 일본과 같이 대규모 전쟁을 치른 나라들이 종전 이후 비약적으로 발전하는 전쟁후증후군이라는 사회 현상이나, 과거 우리나라에서 흔히 '개천에서 용이 난다'는 현상 역시, 성장 과정에서 탄수화물이나 영양 결핍 상태를 겪은 세대들에서 개별적 또는 집단적으로 뇌활동을 위한 뇌 미세구조가 매우 효율적으로 이용될 수 있도록 만들어진 결과라고 생각하는 것이 합리적일 수도 있다는 게 필자의 조심스러운 의견이다.

음식 중 단백질, 지방 성분과 달리 탄수화물 성분은 반복되는 섭취에 따른 의존성 또는 중독성이 강하다. 매일 야식을 먹어 버릇하는 사람이 야식을 끊는 것은 정말 어려운 일이다. 일상에서 탄수화물 위주의 식사는 과식으로 이어지고 과다한 열량은 그대로 체내에 지방으로 쌓여서 비만, 당뇨, 혈관 질환과 같은 성인병의 원인이 된다. 탄수화물 제한 식이는 음식에 대한 의존과 중독성을 완화해 흔히 비만 치료에 사용된다.

저탄-고지 식이, 저당화지수 식이, 엣킨스 식이, 케톤생성 식이, 간헐적 단식 등의 탄수화물과 열량 제한 식이는 뇌세포의 에너지 생산량을 증가시킨다. 또한 체내에서 세포를 공격하는 활성 산소를 제거하는 항산화 효과가 있으며 항염증 효과, 뇌조직 내에서의 엠토르 단백 억제, 뇌세포의 신경전달물질 생산 증가 등 뇌기능 정상화 및 신체 건강을 향상시키는 긍정적인 변화를 일으킨다. 실제로 실험실에서 쥐의 식사량을 줄이면 그렇지 않은 쥐보다 수명이 연장되는 것으로 알려져 있다.

우리나라에서도 건강을 악화시키는 여러 생활 습관들을 개선하는 선진적 문화가 정착하고 있다. 금연 캠페인으로 높은 흡연율을 감소시킨다든지, 절주 캠페인 그리고 활발하게 사회적 이슈가 되고 있는 비만 치료, 생활 체육의 활성화 등이 전반적인 건강 향상에 긍정적인 도움을 주고 있는 부분들이다. 그러나 탄수화물 섭취량이 많은 먹방이 인기몰이를 하는 현상은 신체 건강에 부정적인 영향을 줄 수 있다는 점에서 심각하게 생각해 봐야 할 부분이다.

약물로 조절되지 않는 난치성 뇌전증을 치료하기 위해 식이요법을 시행할 때 가장 심한 저항은 탄수화물을 제한하는 데서 발생한다. 탄수화물 중심의 식문화를 가지고 있는 우리나라나 동양권에서 이런 저항은 훨씬 더 심하게 나타난다. 특히 부모 또는 조부모가 탄수화물 위주의 식사에 더 많이 의존하고 있는 경우, 아이에게 식이

치료를 유지하는 것이 무슨 큰 벌을 주는 정도로까지 받아들여지는 일도 흔하다. 그렇지만 식이치료를 통하여 아이가 뇌전증에서 벗어나는 기적 같은 일을 경험하는 부모들은 그 반대로 식이 치료의 전도사가 된다. 뇌전증에 의해 인지 발달이 황폐화하여 심각한 장애아가 될 수밖에 없을 것으로 예견되는 아이들이 병을 극복하고 정상으로 회복되는 것을 경험한 부모들은 식이요법이 더 많이 이용되지 못하는 현실을 매우 안타까워한다.

저탄수화물, 저열량 식이, 탄수화물 제한을 대체하여 지방을 대체하는 식이 치료는 오히려 인류에게 더 자연스러운 식이 방법이고 성인병 예방과 수명 연장에도 도움이 될 뿐 아니라, 뇌 기능을 향상시킨다. 무엇보다도 식이 치료를 하지 않았다면 어떤 다른 치료로도 조절되지 않았을 난치성 뇌전증 아이들에게 기적과 같은 치유를 제공하는 매우 중요한 치료 방법이다. 앞으로 전반적인 식문화 개선을 통하여 자연스럽게 그리고 어렵지 않게 받아들일 수 있는 치료 방법으로 바뀌기를 바라는 마음이다.

---

*연막하 절제술은 대뇌피질을 바둑판 모양으로 끊어서 피질의 기능은 보전하면서, 강한 전기를 바둑판의 한 모에만 국한하는 수술이다.

**미토콘드리아는 세포 내부에서 세포가 필요로 하는 에너지 물질인 ATP를 만드는 일을 하는 구조물이다. 미토콘드리아에서 ATP를 만들 때 산소를 소모하고, 이산화탄소를 배출하는 호흡 현상이 결국 미토콘드리아에서 발생한다. 이 과정을 '호흡과정'이라고 한다. 그 호흡과정에 관여하는 효소들을 호흡효소라고 한다. 호흡효소의 기능장애가 있으면 ATP의 생산이 부족해져, 세포들의 기능이 떨어지거나 사멸한다.

# 뇌전증의 수술치료

뇌전증의 일차적인 치료는 약물치료다. 일반적인 뇌전증은 약물 치료로 70%까지는 조절이 되고 해마 경화증, 피질 이형성증 등 난 치성 뇌전증이라도 약물치료만으로 조절되는 경우가 종종 있기 때 문이다.

그러나 약 30%에 이르는 뇌전증은 약물로 조절되지 않는다. 적절 한 약물 선택을 통해 투여한 2가지 종류의 약제로 조절이 안 되면, 약 물로 조절될 가능성은 매우 낮아진다. 3번째 약물의 치료 성공률은 2~3% 정도에 지나지 않고, 그 이후의 약물 추가로 조절될 가능성은 1% 이하이다. 약물로 조절되지 않는 뇌전증은 약물 이외의 다른 치료 방법을 고려해야 한다. 수술은 뇌수술을 해야한다는 두려움 때문에, 식이 요법은 장기간 유지가 쉽지 않아서 선뜻 받아들이기 어렵지만, 약물로 조절되지 않는 뇌전증의 일부에서 이런 비약물치료를 통해 완 치에 이르는 경우가 적지 않아 반드시 고려되어야 한다.

약물로 조절되지 않는 뇌전증 환자의 일부에서는 수술로 발작 병 소를 완전히 제거할 수 있는 경우들이 있다. 이러한 발작 병소는 너 무나 강력한 전기를 만들어내고 있어서 어떤 약물로도 완전히 억제 가 불가능한 조직이다. 이런 뇌조직은 강한 전기를 끊임없이 생산 하여 환자들이 뇌전증에서 평생 벗어날 수 없게 한다. 약물로 치료 불가능한 뇌전증은 수술치료가 가능한 병소를 갖고 있는지 찾아내 는 것이 매우 중요하다. 뇌전증의 병소를 찾기 위한 검사가 수술 전 검사다. 이 검사에는 MRI, 장기간 비디오-뇌파검사, PET, SPECT,

신경심리검사 등이 총동원된다. 어느 한 검사라도 완벽하게 병소를 찾을 수 있다면 다른 검사가 필요 없겠지만, 병소가 있어도 확인이 안 되는 경우가 너무 많아 이 모든 검사를 종합해서 병소를 추정해 가야 한다. 최근 국내에 도입된 뇌자도 검사 역시 병소를 찾는데 좀 더 도움을 주는 추가검사라고 생각하면 된다.

수술적으로 제거 가능한 뇌전증의 병소가 확인되고, 이 병소를 제거하더라도 장애가 생길 가능성이 없거나 매우 낮고, 환자가 수술을 받지 않고 뇌전증에서 벗어날 가능성이 거의 없다고 판단되면 수술을 진행한다. 병소가 작으면 작은 병소만 제거할 수도 있지만, 병소의 범위가 어느 정도인가에 따라 뇌엽(전두엽, 측두엽, 두정엽, 후두엽) 일부 또는 전체를 절제하기도 한다. 2개 이상의 뇌엽을 절제하거나 대뇌 반구 전체를 절제하는 방법을 사용해야 하는 경우도 있다.

뇌전증의 병소 위치는 위의 검사로 확인이 가능하지만, 병소의 범위까지 정확히 진단하기는 어렵다. 실제 수술 후에 병소 주변 부위에서 발작이 다시 시작되는 경우가 40%까지 되기 때문에, 재발을 일으킬 수 있는 범위까지를 확인하기 위해 두개강 안에 전극을 삽입하여 절제 범위를 결정하는 것이 필요한 경우가 많다. 경험이 많은 기관에서는 이 과정을 생략하고 병소 절제 후 수술실 내에서 뇌파검사를 진행하여, 주변의 병적인 범위까지 한 번에 제거하는 방법을 사용하기도 한다. 그러나 한정된 수술 시간 내에 병소의 범위를 완벽하게 확인하는 것이 쉽지는 않다.

소아에서는 장기간의 뇌전증이 지능을 퇴행시켜 영구적인 지능 장애를 초래하는 경우가 있다. 이런 종류의 뇌전증에서는 가급적 수술을 빨리 진행하여야 지능을 보전할 수 있다. 또 소아에서는 수술로 인한 뇌손상이 발생하더라도 뇌의 변형력이 워낙 뛰어나 손상된 기능이 되살아나기도 한다. 이런 변형력은 나이가 들면서 점차로 줄어들기 때문에 가급적 변형력을 기대할 수 있는 어린 나이에 수술을 결정하는 것이 중요하다.

간혹 확실한 병소가 있음에도, 식이요법만으로 완치에 이르는 경우도 있다. 식이요법 시행 후 3개월 이내에 발작이 완전히 조절될 경우, 2년 동안 식이 치료를 완벽히 유지했을 때 약 반수에서 수술을 하지 않아도 될 정도로 회복된다. 소아에서 수술을 결정하기에 앞서 식이요법을 강력하게 사용해 볼 것을 권유하는 이유다.

병소의 확인이 쉽지 않을 경우, 병소를 제거하지는 못하더라도 증상을 완화시키기 위한 수술을 시행하기도 한다. 대표적인 것이 뇌량 절제술이다. 양측 뇌를 연결하는 거대한 회로 구조가 상호 간의 강한 전기를 더 증폭시키는 역할을 하므로 이를 차단해주는 수술이다. 뇌량 절제술 후에 발작파가 많이 약해져서 발작에서 완전히 벗어나는 경우도 있고, 확인되지 않았던 병소가 뚜렷하게 드러나서 병소 절제술까지 진행되는 경우도 있다. 그 정도는 아니더라도 발작이 많이 약해지거나 줄어들어 수술 전에 비해 현저히 도움이 되는 경우가 적어도 70% 정도는 된다. 이 역시 뇌의 변형력 때문에 나이가 어릴수록 부작용이 적다.

비약물치료 중 신경계 전기 자극을 통해 발작을 억제하는 미주신경자극술과 같은 수술 방법도 있다. 이 시술의 완치율은 10% 이내지만, 뇌수술이 아니라는 점과 약물 부작용에서 자유로울 수 있다는 점, 발작 시간을 단축시킬 수 있고 인지-정서-표현 등의 개선에 도움을 줄 수 있다는 점에서 병소 절제술이 불가능한 환자에서는 시도해볼 수 있다.

뇌전증 수술은 1980년대 후반에 국내에 도입되어 벌써 40년 가까운 경험이 축적되어 있다. 최근 뇌전증 수술은 과거에 비해 훨씬 안전하고 고통스럽지 않은 많은 방법이 개발되고 적용되고 있다.

평생 뇌전증을 앓다가 80대에 수술을 받은 어르신이 '왜 이 수술을 이렇게 늦게 받았나' 후회하는 경험담은 의료계에서 흔히 회자되는 에피소드다. 이미 국내에서는 2개월 이전의 소아에서도 성공적인 수술로 아이의 건강을 지켜 낸 경우도 있다.

뇌전증은 진행성 질환이다. 병적인 전기 활동은 다소간의 차이가 있지만, 정상 뇌활동을 방해하게 되어 있다. 수면 위에 보이는 발작 이상으로 수면하에서 정상 뇌활동을 방해하는 것이 더 큰 문제가 되기도 한다. 이런 결과로 소아에서는 영구적인 지능 장애가 발생하기도 하고, 성인에서도 오랜 기간에 걸쳐 인지, 심리 정서 조절 장애 등이 조금씩 악화된다. 장기간의 약물치료 역시 이런 문제를 악화시킨다. 게다가 과거에 쓰던 약물들은 골감소증, 생리 기능 장애 등의 신체 기능을 악화시키기도 한다.

뇌전증에서 하루라도 빨리 벗어나는 것이 모든 환우의 간절한 소망이다. 약물로 조절되지 않는 뇌전증은 수술 기준에 들어가는 경우라면 수술에 대한 두려움이나 막연한 불안감 때문에 병에서 벗어날 수 있는 희망을 포기하지 말아야 할 것이다.

# 해마경화증 수술 이야기

해마체를 구성하는 세포들이 여러 원인으로 손상을 입으면 해마체 크기가 줄어들고, 딱딱해지며, 기능이 떨어진다. 이에 발작을 쉽게 일으키는 조직으로 변화된 병적 상태를 해마경화증이라 부른다. 약물 난치성 뇌전증의 대표적 질병이다.

얼마 전, 6년 전쯤에 수술로 치료받았던 환자가 정기적인 검사를 위해 방문했다. 이제 사춘기에 들어선 어엿한 예비 숙녀의 티가 나면서 부쩍 성장한 모습이었다. 아이는 현재 뉴욕 맨해튼 고급 주택에 거주하면서 한국 국제학교와 미국 학교를 번갈아 다니면서 학업을 이어가고 있었다. 아버지가 미국 유수의 기업에서 높은 연봉을 받는 상태로, 별다른 어려움 없이 행복한 가정의 둘째 아이가 열이 조금만 올라도 경련 발작을 하고, 집에서의 응급 처치에도 발작이 멈추지 않는 중첩 경련 증상(30분 이상 경련이 멈추지 않는 상태)을 보여 수시로 응급실에 가야만 했다. 아이가 사는 맨해튼 고층 빌딩 주거지는 극심한 교통 혼잡으로 앰뷸런스가 오고 가는 데 많은 시간이 소요되어, 경련으로 인한 뇌손상을 방지하기 위해 헬기로 병원에 이송하곤 했다.

미국은 응급 앰뷸런스를 포함한 응급 헬기 이용에 비용을 내야 하고, 헬기가 한번 뜰 때마다 우리나라 돈으로 1억 원에 가까운 돈을 지급해야 한다고 했다. 또 응급조치를 취해야 할 상황에서 조치가 늦어지면 아동 학대 논란에 휘말릴 수도 있는 상황이었다.

아이의 부모는 경련 치료 비용이 과도하게 드는 상황에서 미국에서의 생활이 쉽지 않았다. 이런 어려움을 해결해보고자, 미국의 유명 병원과 더불어 한국에서의 치료에 대한 견해를 알아보기 위해 약 6년 전쯤 귀국길에 병원을 찾아왔다. 아이는 반복되는 중첩 경련으로 이미 해마 손상이 와있었고, 이 해마체 손상(해마경화증)은 그 자체로 회복되지 않는 난치성 뇌전증으로 지속될 수 있는 상태라는 것을 설명해드렸다. 아울러 손상된 해마체 조직을 수술적으로 제거하는 것이 최선의 치료 방법이라는 의견도 같이 알려드렸다.

약 2년 뒤 아이와 함께 한국에 다시 온 부모는 우리나라의 뇌전증 치료 수준에 대해 충분히 알고 있어서 미국보다 한국에서 수술하기로 결정했다고 했다. 수술을 위해서는 아이가 평생 이 병을 가지고 살아야 하는 상태인지, 수술을 통해 이 병에서 벗어날 수 있는지, 그리고 수술로 인한 후유증이 없을 것인지에 대해 세밀한 종합적인 검사를 거쳐 위의 세 조건에 모두 해당될 경우에만 수술을 결정한다. 다행히 1주일에 걸쳐 진행한 검사에서 수술치료가 적절할 것이라는 결과를 알려드리고 수술을 결정했다.

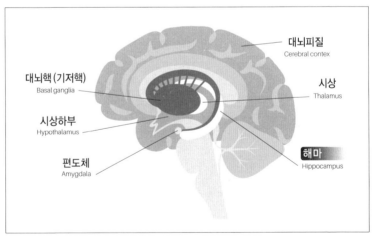

[그림 2] 해마의 위치

해마경화증으로 인한 앞쪽 측두엽 절제술은 뇌전증 수술 중 가장 오래된 수술 방법으로 완치율도 90% 이상이다. 해마가 가지고 있는 기억 기능 때문에 수술 후 기억력이나 학습 능력이 떨어지지 않을까 하는 우려가 있지만, 반복되는 발작에서 벗어날 수 있다면 장기간의 약물치료 부담에서 자유로워질 수 있어 건강 수준이 훨씬 개선된 상태로 회복할 수 있다. 아이는 이미 한쪽 해마체의 손상이 심하게 진행되어 있어 수술로 인한 추가적인 기능 저하는 없을 것으로 예견되었다. 그리고 장기간 반복되는 경련과 지속 복용해야 하는 약물이 학습 능력에 더 많은 영향을 줄 것으로 판단하였다.

아이는 성공적으로 수술을 마치고 큰 후유증 없이 퇴원하여 미국으로 돌아갔다. 미국 같으면 최소 2억 원 이상 드는 수술 비용을 한국에서 100만 원도 안 되는 비용으로 받을 수 있다는 것에 아이의 부모는 무척 놀라워하였다. 그 이후 정기적으로 1년에 한 번씩 검사를 받고 경과를 보면서 약물 복용량도 점차로 감량하여 2년 전부터 약도 완전히 끊을 수 있었다. 무엇보다 아무리 열이 올라도 단 한 번의 경련도 재발하지 않을 정도로 건강을 되찾았다. 아이보다 두 살 위인 오빠는 미국에서 영재로 선발될 만큼 뛰어난 지적 능력을 보유했고, 아이는 그런 오빠를 잘 따라가지 못한다는 것에 늘 속상해하곤 하였다.

수술 후 4년이 지나 정기 검사를 위해 방문했던 아이와 엄마는 그 사이에 아이의 학습 능력이 크게 향상되었다고 했다. 언어 능력이 약간 뒤떨어지는 정도 이외에 모든 과목에서 오히려 오빠보다 더 뛰어나게 잘하게 되었다는 것이다. 이제는 아이가 자존감을 가지고 또래 아이들을 주도하면서 성장해가고 있다는 좋은 소식을 알려왔다.

과거부터 장미회에서 약을 처방 받고 있는 환우들을 위해 필자가 정기 의료봉사를 나가는 협회 병원에서 진료한 60대 환우 역시 해마경화증으로 40년 이상 고통받고 있었다. 오랜 기간 뇌전증으로 고생하면서 변변한 직업을 갖지도 못하고, 생계를 위해서 병을 숨기고 공사장 일용직을 하면서 근근이 생활하시는 분이었다. 공사판에서 발작이 오면 기둥이나 난간을 붙잡고 버티면서 넘기곤 하였다. 그러던 중에 의식을 잃고 중심을 못 잡으면서 추락할뻔한 경험도 여러 차례 했다고 하였다. 그분은 뇌전증을 그저 천형이라고 생각하고 부작용을 감수하면서도 장미회 봉사단 치료 시절부터 30년 이상 복용하고 있던 항뇌전증 약물에만 계속 의지하고 있었다. 진료 후 해마경화증의 가능성이 있어 정밀 검사를 진행하였고, 정밀 검사 결과 역시 해마경화증으로 수술치료 대상으로 평가되어 앞쪽 측두엽 절제술을 시행하였다. 이분 역시 수술 후에 최소한의 약물만 유지하는 상태로 발작이 완전히 소실되었다. 평생을 괴롭히던 뇌전증에서 벗어나면서 자신감이 회복되고 일상생활이 정상화됐다. 부담 없이 일할 수 있게 된 것에 대해 행복해하시고 그런 치료를 제공해 준 필자에게 한없이 고마워하셨다.

 지방의 명문 대학을 다니다가 과도한 약물 복용으로 학업을 제대로 이어가지 못하고 있던 대학생 한 명도 이 수술치료로 뇌전증에서 해방된 사례다. 질환에서 벗어난 환우들은 생명을 다시 찾은 것보다 더 귀한 변화가 찾아왔다고 이야기한다. 해마경화증은 약물로 조절되지 않고 수술로 완치가 가능한 뇌전증 중 대표적인 질환이다. 위의 환우들에서 보듯이 약물로 조절되지 않을 것으로 예측되는 상태라면, 가급적 빨리 이 병에서 벗어날 수 있도록 조기에 수술치료를 적용하는 것이 필요하다.

뇌전증은 전체 인구의 1% 정도가 앓고 있는 병이고 누구에게나 어느 시기에나 찾아올 수 있는 질환이다. 뇌전증은 종류도 다양하지만, 치료 방법도 다양하다. 어떤 종류의 뇌전증인지 어떤 치료가 가장 적절한지 전문적인 진단과 개별화된 치료가 반드시 필요하다.

뇌전증을 앓고 있는 사람들이 매일 발작을 하는 것은 아니다. 뇌전증은 다른 뇌질환과 달리 증상이 지속되는 것이 아니라 간헐적으로 발생한다. 뇌병변 장애로 알려진 뇌성 마비나 뇌의 정보 처리 기능 장애로 알려진 지적 장애와 같은 질환들은 장애 증상이 지속되지만, 뇌전증은 발작이라는 증상이 간헐적 그리고 돌발적으로 반복 발생하는 특성을 갖는다.

이런 발작이 언제 나타날지 예측할 수는 없지만 대부분 뇌의 건강이 좋지 않을 때, 즉 뇌의 컨디션이 안 좋을 때 발생한다. 극단적으로 이야기하면, 간헐성 발작을 보이는 뇌전증에서 뇌의 컨디션 관리만 완벽하게 하면 증상을 예방하는 것이 가능할 수 있다는 말이다. 그러나 현실적으로 발작이 발생하지 않을 만큼 컨디션 관리를 완벽하게 한다는 것은 불가능하다. 발작 유발과 관련된 모든 조건을 아직 완벽히 알고 있지 못하고, 이런 유발 요인들의 완벽한 조절이 불가능하기 때문에, 꾸준한 약물 복용을 통해 발작을 하지 않도록 유지하는 것이 현재의 대표적 치료법이다.

발작이 발생하는 역치閾値* 는 개인적으로 많이 다르다. 가볍게는 며칠 밤을 새울 정도로 심하게 피로할 때만 발작이 발생하는 경우부터, 심하면 조금만 피로해도 쉽게 발작이 발생하는 경우까지 다양하다. 건강한 일상에서는 대체로 발생하지 않지만 수면 부족과 정신, 신체 스트레스가 심할 때 발작이 발생하는 것이 일반적이다.

발작을 유발하는 이외의 인자들로는 신체적 정신적 피로, 불규칙한 생활 습관, 음주, 발열을 동반하는 신체 질환 등이 있다. 간혹 장기간의 여행과 멀미에 취약한 경우도 있고, 여성은 생리 기간에 발작이 악화하는 경우도 있다. 발작 역치를 낮추는 약물 복용이나 흡연이 발작 유발에 관여하기도 한다.

실제 임상에서는 약물치료로 발작이 잘 조절되다가 신체적, 정신적 스트레스가 심한 시기에만 발작이 발생하는 경우라면, 그런 상황에서도 발작을 안 하도록 약물의 강도를 높이기 보다는 기존의 약물치료 강도를 유지하면서 일상생활을 잘 관리하도록 권유하는 것을 추천한다.

수면은 뇌의 건강 유지에 필수적인 생활 습관이다. 적절한 수면과 수면의 질을 높이는 일은 뇌건강 관리에 매우 중요하다. 수면 시간이나 수면의 질이 떨어질 때 발작은 쉽게 발생한다. 음주 역시 수면의 질을 현저히 악화시키기 때문에, 음주 다음 날 아침에 발작이 많이 재발한다. 수면 무호흡증의 주된 원인으로, 숙면을 방해하는 편도선과 아데노이드 비대 환자가 편도 제거 수술 후에 발작이 현저히 호전되는 사례는 흔히 보고되고 있다. 최근에는 수면 과학이 매우 발전하여 숙면을 증진시키고 수면 장애를 개선시킬 수 있는 많은 방법이 개발되어 적극적으로 활용되고 있다. 건강한 수면, 숙면 상태 개선, 규칙적인 생활을 권유하는 이유는 발작을 줄이는 것뿐 아니라 뇌 건강을 개선해서 뇌전증에서 벗어나는 첫 발걸음이 될 수 있기 때문이기도 하다.

심리적으로도 심한 스트레스를 받게 되면 뇌 안에서 스트레스 호르몬의 분비가 늘어나고 뇌의 혈류 분포 역시 방어적으로 변화하게 된다(뇌의 혈류가 변연계 쪽으로 쏠린다). 우리의 뇌는 이성적인 사고를 가능하게 하는 대뇌 피질과 생존과 본능을 위해 활동하는 깊은 쪽의 뇌-즉 변연계-라는 두 부분으로 구분된다. 스트레스 환경에서는 대뇌 피질로 공급되는 혈류가 줄어들고 변연계로 혈류량이 증가하는 생존 모드로 바뀌는 변화가 일어난다. 극단적인 스트레스 상황에서 이성적인 사고가 불가능해지는 이유다. 결국 대뇌 피질의 혈류 공급이 줄어들면 기능이 저하되고, 기능이 떨어진 뇌에서는 비정상적인 활동이 쉽게 발생하며 결과적으로 발작이 쉽게 일어난다.

실제 상황에서 스트레스가 없는 환경을 만드는 것은 불가능하다. 그러므로 스트레스를 쉽게 이겨낼 수 있는 능력을 키우는 것이 훨씬 현실적인 대안이다. 스트레스를 이겨낼 수 있는 능력은 여러 방법이 있지만, 체력을 키우는 것 역시 매우 효과적이다. 체력 강화는 일상의 운동으로 향상될 수 있다. 지칠 정도의 운동을 몰아서 하는 것은 발작을 유발할 위험이 크다. 약간 힘든 강도로 숨차고 땀이 날 정도의 운동을 하루 30분 이상, 주 4회 이상 꾸준히 소화해내면, 체력이 향상되고 스트레스에 대한 내인력이 증가하여 일상생활의 활력이 좋아질 뿐 아니라 발작 빈도를 줄일 수 있다는 연구 결과도 있다. 물론 운동 중 발작이 발생하여 의식이 없어질 때 사고가 날 수 있는 수영이나 물놀이, 스쿠버, 암벽 등반과 같은 운동은 발작에 대한 완벽한 대처가 가능하지 않은 상태에서는 절대 피해야 한다. 운동 자체가 스트레스 감소에 도움이 되는 요가, 스트레칭 같은 운동은 적극적으로 권유되기도 한다.

간혹 특수한 자극으로 발작이 유발되는 뇌전증은 이런 자극에 노출되지 않도록 보호해주는 것이 중요하다. 번쩍이는 불빛과 같은 광자극에 발작이 유발되는 광과민성 뇌전증의 경우 불빛이 심한 자극을 피하는 것이 필요하다. 클럽 같은 곳에서의 사이키델릭 조명, 어두운 방에서 컴퓨터 게임 몰입, 터널을 지나갈 때 반복되는 불빛에의 노출, 흔들리는 나뭇잎을 응시할 때 햇빛이 반복해서 눈을 자극하는 경우 등 일상생활에서 발작을 유발할 수 있는 여러 환경이 있다. 번쩍이는 불빛 자극을 그대로 내보내는 TV 화면 역시 광과민 발작을 유발할 수 있다. 선진국에서는 이에 대한 경고 자막이 일상화 되어 있지만, 우리나라의 방송사들은 이에 대한 조치를 아직 시행하지 않는 실정이다. 광과민성 발작 성향은 뇌파검사 중 광 자극을 할 때 전신 발작파가 유발되는 것으로 확인된다. 이런 환자들은 TV를 멀리서 시청하거나, 어쩔 수 없이 번쩍거리는 광자극에 노출될 경우 한쪽 눈을 감는 것만으로도 발작을 예방할 수 있다. 기타 특별한 신체 자극으로 발작이 유발되는 특별한 종류의 뇌전증은 유발 자극을 피해야 예방할 수 있다.

감기약 성분 중 에페드린이나 아미노필린과 같은 성분은 피해야 한다. 항히스타민 중에서도 1세대 항히스타민의 경우 발작 유발 성향이 있어, 비염 치료 약제로 슈다페드라는 약제 또는 2~3세대 항히스타민으로 대체해주는 것이 도움이 된다.

예방 접종의 경우에도 접종이 제공하는 이득이 크면 컨디션 관리가 잘 된 상태에서 조심스럽게 시행하는 것이 추천된다. 접종의 이득이 크지 않거나 다른 방법으로 예방 가능한 질환의 접종은 득실을 따져 신중히 결정할 필요가 있다.

여성 환자 중 생리 기간에 발작이 쉽게 발생한다면 이런 상황에 좀 더 효과적인 약물로 바꾸거나, 생리 현상과 호르몬 조절 약물 투여 또는 생리 기간 중 일시적으로 약물을 강하게 사용하는 방법 등이 도움이 될 수 있다.

　오랜 비행기 여행을 할 때는, 항공기 내 대기압이 부족한 상태로 운항하기 때문에 산소 공급이 완벽하지 않아 뇌의 피로도를 증가시킬 수 있다. 시차 적응의 어려움, 여행 자체의 피로 등 여러 이유로 발작이 유발될 수 있어 이에 대한 세심한 관리가 요구된다. 발작이 잘 조절되는 경우라면 일반적으로 4시간 이내의 비행거리는 크게 문제 되지 않는 것으로 알려져 있다.

---

＊생물이 자극에 대해 어떤 반응을 일으키는 데 필요한 최소한의 자극의 세기로, 본문에서는 '특정 증상을 견딜 수 있는 능력'이라는 의미로 사용했다.

# 뇌전증의 심리-정서-행동 관리

대부분의 뇌전증은 3분에서 5분 정도 지속되는 길지 않은 발작을 반복하는 질환이다. 1년에 두세 번 이 정도의 발작을 하는 상황은 어찌 보면 아무 일 없는 것으로 볼 수도 있다. 그러나 이런 정도 발작을 하는 환자들이라도 이들이 느끼는 심리적 부담감은 상상을 초월한다. 갑자기 정신을 잃거나 쓰러져서 대경련 발작을 하는 증상이 예측 안 되는 시간에 발생할 수 있는 특성이 심각한 심리적 부담감을 초래한다.

이러한 영향으로 뇌전증 환자는 심리-정서적 건강 상태가 나쁜 경우가 많고 삶의 질이 심하게 떨어진다. 소아는 심리-정서 이상을 포함한 행동 장애가 일반 아동의 6배에 이르고, 소아 당뇨 같은 다른 만성 질환을 앓고 있는 아동들과 비교해봐도 3배 이상 높다.

심리-정서 이환 질환은 우울증 또는 불안증으로 나타난다. 이런 문제가 있는 상태에서는 설사 뇌전증이 완벽하게 조절된다고 하더라도 건강한 상태를 유지하는 것이 불가능하다. 실제 뇌전증 환자들의 자살률이 일반인보다 높은 이유이기도 하다. 그리고 이런 심리 상태는 가족들과 주변 사람들에게까지 영향을 미쳐서, 가족 건강이나 사회적 교류 관계에 심각한 부정적 영향을 준다.

거꾸로 뇌전증이 완벽히 조절되지 않는 상태라 해도 이런 심리-정서 문제가 없다면 병에 대한 두려움이나 걱정, 우울감이 없어서 오히려 더 행복하게 생활하는 것이 가능하다. 뇌전증을 앓고 있는 환자들의 심리-정서 문제를 세심하게 평가하고 도움을 주는 것이 중요한 이유다.

뇌전증으로 인한 심리-정서 문제는 질환에 대한 이해 부족에 상당한 원인이 있다. 예측 불가능한 발작 또는 경련에 대한 트라우마와 이를 완벽히 예방할 수 없다는 불안감이 불안증과 같은 정서 문제를 일으킨다. 뇌전증은 단일 질환이 아니며 각 종류의 뇌전증이 초래하는 증상들은 개인적으로 다르고, 질환의 중증도 및 동반 이환 질환 역시 매우 다르다. 비교적 가벼운 뇌전증을 가지고 있는 환자들이 증상 심한 환자에게만 발생할 수 있는 상황에 대해 걱정을 한다거나, 인지 발달에 거의 영향이 없는 종류의 뇌전증인데도 인지 저하에 대한 우려를 심하게 한다든지, 광과민 발작의 가능성이 없는 뇌전증 환자가 이에 대한 걱정으로 영화관을 못 간다든지 하는 잘못된 이해에서 유래한 사례들을 임상에서 흔히 접한다. 거꾸로 그런 위험성 또는 동반 질환을 간과해서 심각한 문제가 발생하기도 한다.

뇌전증은 각 개인의 질병 상태에 대한 정확한 이해가 필요하며 이에 따른 맞춤형 이해가 있어야 막연한 불안감에서 벗어날 수 있다. 이런 대비가 되어 있으면 뇌전증이 완벽히 조절되지 않는다고 하더라도 자신감을 잃지 않고 생활하는 것이 가능하다.

소아에서는 뇌전증 진단을 받고 치료에 들어가면 인지-학습 능력까지 영향을 받는 경우도 많다. 요즘 개발된 약제들은 과거에 사용되던 약제들에 비해 이런 영향이 훨씬 줄어들었지만, 그렇다고 전혀 없다고는 이야기할 수 없다. 아이들에서는 인지-학습뿐 아니라 주의력, 충동성, 우울, 불안 등의 여러 문제를 함께 가지고 있을 확률이 매우 높다. 이런 문제들은 뇌전증을 일으키는 기저 뇌질환에 의해 함께 발생하기도 하고, 뇌전증 때문에 발생하는 발작에 의해 또는 항발작 약제의 부작용으로 발생하기도 한다. 치료 시작 시점에서부터 이런 문제의 동반 여부를 세심히 평가하고, 치료 과정 중에 이런 문제가 악화되거나 또는 새로 발생하는지에 대해 적절하게 평가하고 관리해야 한다. 그렇지 않으면, 아이의 심리 건강 상태가 나빠져서 뇌전증 치료 후에도 이에 따른 후유증이 남을 수 있다.

학동기 연령의 학습에 가장 부정적인 영향을 주는 행동문제가 주의력 결핍 과잉 행동 장애(ADHD)이다. ADHD에서 가장 효과적인 치료는 약물치료로 알려져 있다. 가장 대표적인 '메틸페니데이트 methyl-phenidate'와 '아토목세틴(스트라테라Strattera)'이라는 약제가 가장 많이 쓰인다. 과거에는 이 약제를 사용하면 발작이 더 쉽게 발생한다고 인식되어 이 약제를 주로 사용하는 정신건강의학과에서는 처방을 피하기도 했다. 이 약제를 사용하여 집중력이 개선되면, 약효가 떨어지는 시간에 뇌의 피로도가 증가하여 발작이 쉽게 발생할 수 있다는 설명이 가능하다. 그렇게 예측하지 못하는 발작이 병 자체를 악화시키는 것이 아닌가 하는 우려가 있었던 것도 사실이다. 그러나 대규모의 연구에 의하면, ADHD 치료약을 함께 복용하더라도 뇌전증 발작의 빈도가 의미 있게 증가하지 않는다는 연구 보고가 대부분이다. 더구나 이 치료제가 뇌전증 자체를 악화시킨다는 근거는 전혀 없다. 매우 드물지만, 약물 추가 후 발작이 더 많이 발생하면 약을 중단하거나 발작 치료를 더 강하게 하는 방법으로 조정해주는 것이 더 합리적이다.

뇌전증 환자에서 발작 증상 치료만 할 경우에 이런 동반 질환의 이환을 놓칠 수 있고, 이는 나무만 보고 숲을 보지 못하는 심각한 우를 범할 수 있다. 심리-정서-행동의 동반 질환이 함께 있는지 정확히 평가하고 이런 상태에서 벗어나게 도와주어야, 포괄적으로 환자의 건강을 지킬 수 있으며 최선의 건강 상태를 유지할 수 있다.

# 영아연축과 레녹스-가스토 증후군

소아 뇌전증의 큰 특징 중 하나는 발작 증상의 심한 정도와 뇌전증의 병적 위중함이 일치하지 않는다는 것이다.

뇌전증으로 분류되지 않지만, 부모들을 가장 당황하게 만드는 열성경련은 매우 심한 경련을 일으키지만, 실제 가장 경미한 질환이다. 경련이 지나간 이후 아이는 완전히 정상으로 회복되고 어떤 후유증도 남기지 않기 때문이다. 거꾸로 영아연축으로 대표되는 난치성 중증 소아 뇌전증의 증상은 매우 미약하다. 잠에서 깰 무렵 반복적으로 몸을 움츠리는 정도의 증상만 발생할 뿐이다. 영아연축은 매우 미약한 경련을 보이지만, 뇌에 미치는 영향은 상상을 초월한다. 뇌에서 발생하는 어마어마하게 강한 병적 전기 활동이 밖으로는 아주 약한 증상만 드러나지만, 실제 뇌에 미치는 영향은 아주 심각해서 영구적인 지적장애를 초래하기로 한다.

영아기에 발생하는 돌발 행동의 원인과 양상은 매우 다양하므로 간혹 뇌전증과 관계없는 돌발 행동들이 연축으로 오인되는 일은 없어야 한다. 이 증상의 구분은 비디오-뇌파검사 또는 경험 많은 소아신경과 전문의의 세심한 관찰로 진단 가능하다.

영아 시기의 대뇌 조직이 강한 전기를 생산하게 되면 정상적으로 만들어져야 할 전기 신호는 묻혀버리게 된다. 이 시기의 정상 전기 신호는 아이들 발달 과정에 필수적이지만, 이 신호 생산이 조절되지 않는 강한 전기 생산에 묻혀버릴 경우 발달 기능이 퇴행하게 된다. 영아연축에서 발생하는 강한 전기 형태로 대변되는 '뇌파상 고부정위 뇌파Hypsarrhythmia 소견Finding'은 실제 연축 경련이 나타나기 이전부터 발생하는데, 아이의 발달 퇴행은 고부정위 뇌파가 발생할 때부터 시작된다. 영아연축의 조기 진단은 환아의 예후에 결정적 영향을 미친다. 증상이 시작되고 2주 이내 초기에 치료를 시작했을 경우 완치될 수 있는 관해율은 높지만, 3개월 이후에 늦게 시작할 경우 완치율은 현저히 떨어진다. 이 시기의 발달은 전체 발달의 주춧돌과 같아서 이 시기에 만들어져야 할 발달 기능을 획득하지 못하면 전체 발달 수준을 회복이 불가능할 정도로 현저히 저하시키는 결과를 초래한다. 돌 이전에 시각 자극을 전혀 받지 못한 경우, 시각 인지에 필요한 눈과 신경, 시각 중추가 모두 정상이라도 시각이 발달되지 않아 평생 시각 장애에서 벗어나지 못하는 경우와 다르지 않다. 영아연축이 발생하는 생후 3~4개월의 나이는 인지 기능과 사회성 발달이 시작되는 때인 만큼 치료되지 않으면 영구적인 인지 장애가 발생할 수 있다.

영아연축은 조기에 효과적이라고 알려진 강력한 항 연축 치료를 필요로 한다. 이러한 치료에는 비가바트린vigabatrin(사브릴Sabril)이라는 약물치료, 고용량의 스테로이드 치료가 우선하며, 이 방법으로 완전히 조절되지 않으면 케톤 식이, 수술, 기타의 고용량 항발작 약물치료 등의 방법들을 시도한다. 효과 없는 치료를 장기간 유지하는 것이 발달에 치명적일 수 있기 때문에, 가급적 빠른 시일 내에 이런 치료를 최대한으로 신속히 시행하는 것이 필요하다. 연축의 완전한 소실과 함께 고부정위 뇌파가 완전히 억제되는 상태가 만들어져야 정상발달까지도 기대할 수 있다.

영아연축이 신생아기 이전부터 발생할 때는 강한 전기 형태의 뇌파가 '돌발-억제 뇌파'의 형태로 나타나고, 이런 뇌파를 보이는 연축 질환을 일본의 소아신경학자 이름을 따서 오타하라 증후군이라고 한다. 오타하라 증후군은 아이가 자라면서 영아연축으로 이행된다. 또 치료에 실패한 영아연축은 나이가 들면서 소아기 대표적 난치성 뇌전증으로 알려진 레녹스-가스토 증후군으로 이행된다.

이 경우 역시도 '레녹스-가스토 증후군의 대표 뇌파 소견'* 이 발생하며, 이 뇌파 소견 역시 정상 신경 신호 생산 활동을 방해하여 발달 기능을 퇴행시킨다.

레녹스-가스토 증후군 역시 치료가 매우 어렵고 다양한 항발작 약물의 고용량 요법, 케톤생성 식이요법, 칸나비디올과 같은 대마씨유 추출 약제, 뇌량 절제와 같은 증상 완화 수술, 일부에서 시행 가능한 근치적 뇌엽 절제술, 그리고 미주신경 자극술 vagal nerve stimulation: VNS 같은 다양한 치료 방법이 완치 또는 증상의 완화를 유지해주기 위해 시행되고 있다.

레녹스-가스토 증후군의 치료 성공률은 매우 낮은 것으로 알려졌지만, 위와 같은 강력한 치료 방법들을 적극적으로 적용할 경우 적어도 50% 이상에서 발작이 완전히 조절될 수 있는 것으로 알려져 있다.

난치성 뇌전증의 치료 목표는 아이들을 발작에서 벗어나게 하고 정상적인 발달 수준을 회복하게 하는 것이다. 이러한 목표는 뇌전증 상태에서 얼마나 빨리 벗어나게 하느냐에 따라 결정된다. 아무리 힘든 치료라도 되도록 빨리 적극적으로 시도해 나가는 과정이 중요한 이유다.

* 전신 느린 극서파 복합파(generalized slow sharp and wave complexes: GSSW)와 전신 돌발 속파 활동(generalized paroxysmal fast activity: GPFA)

# 열성경련

열성경련은 뇌전증이 아니다. 열성경련과 더불어 감염증 등 컨디션 저하 상태에서 열없이도 경련하는 경우에 한해, 그것도 아주 예후가 좋은 전신 뇌전증-열성경련 플러스generalized epielpsy with febrile seizure plus: GEFS plus 라는 분류로 구분하고 있을 뿐이다. 이 경우를 포함해서 열성경련은 나이가 들면서 벗어나는 대표적인 경련 질환이다

이 챕터는 열성경련에 대해 궁금해하는 일반적인 질문에 대한 답변으로 구성했다.

## 1. 열성경련은 어떤 병인가요?

소아의 뇌는 발열에 의해 전기적으로 쉽게 흥분하기 쉬운 경향을 가지고 있기 때문에 열이 나면 경련이 발생하는 경우가 흔히 있다. 이렇게 열에 의해 초래되는 경련을 열성경련이라고 한다.

열성경련은 전체 어린이의 5~8% 정도에서 발생하는 아주 흔한 질환이며, 만 3개월에서 5세 사이의 소아에서 열과 동반해서 발생하는 경련이라고 정의하고 있다. 그러나 뇌막염, 뇌염 같은 뇌의 염증성 질환이나 전해질 이상 등의 대사 질환에 의해 발생하는 경련은 제외하고 있다.

3개월 이전이나 5세 이상에서도 열성경련이 발생할 수 있지만, 3개월 이하에서는 뇌염이나 뇌막염에 의한 경련의 빈도가 높고 5세 이상에서는 뇌전증과 같은 다른 질환이 동반될 가능성이 높기

때문에 전형적인 열성경련의 개념적 정의에 포함하지 않지만, 정의 기준을 벗어나는 나이에도 열성경련은 발생할 수 있다.


## 2. 경련을 하면 어떻게 하여야 하나요?

열성경련은 대부분 2~3분 이내에 멈추고 아이에게 후유증을 일으키지 않기 때문에, 초기에는 경련을 멈추게 하는 조치가 필요하지 않다. 경련은 의식 장애와 구강 내 분비물 증가, 토사물에 의한 기도 폐쇄로 질식을 할 수도 있으므로 고개를 옆으로 돌려줘서 입 안의 내용물이 밖으로 쉽게 흘러나올 수 있도록 도와주어야 한다.

그러나 경련이 5분 이상 지속된다면, 경련에 의해 뇌 손상이 초래되는 경련 중첩 상태(경련이 30분 이상 지속되는 상태)로 이행될 가능성이 커서 응급 처치가 가능한 병원으로 빨리 옮겨야 한다. 이때 호흡을 잘 유지해주고 편안한 자세로 고개를 옆으로 돌리게 해 입안의 내용물에 의해 질식되지 않도록 주의하여야 한다. 경련을 중단시킬 수 있는 방법은 약물치료가 유일하므로 다른 처치를 하다가 뇌 손상을 막을 수 있는 중요한 시간을 놓치지 않도록 바로 병원으로 옮기는 것이 중요하다. 또 경련이 자주 재발하는 아이의 부모들은 응급조치에 대해 충분히 교육받는 것도 필요하다.


## 3. 열성경련을 자주 하면 뇌가 다치게 되나요?

열성경련을 하는 아이를 처음 보는 부모는 무척 당황하고 아이가 죽는 것이 아닌가 하고 생각하는 경우가 많다. 아이가 전혀 반응하지 못하고 몸이 굳어지거나 팔다리를 떠는 증상이 나타나기 때문에 이런 질환에 대해 경험이 없거나 미리 알고 있지 못한 부모로서는 무척 놀랄 수밖에 없다. 그러나 짧은 시간 내에 멈추는 열성경련은 아이에게 전혀 영향이 없는 것으로 알려져 있다. 경련을 하는 아이는 겉으로 보기에는 파랗게 질려 질식하는 것처럼 보이지만, 이러한 청색증은 피부나 팔다리로 가는 외부 순환의 감소로 생기는 현상이고 뇌나 내부 장기에 대한 산소 공급은 비교적 잘 보존된다. 그러나 경련이 30분 이상 오래 지속되면 뇌 손상을 초래할 수 있다. 또 열이 매우 높거나 호흡 미약 같은 다른 조건들이 함께 나타나면 30분 이전이라도 뇌에 영향을 미칠 수 있다. 우리가 숨을 오래 쉬지 못하면 뇌가 상하거나 사망하는 경우까지 생기지만, 잠깐씩 숨을 참았다가 다시 쉬는 것을 여러 번 반복해도 아무 영향이 없는 것처럼, 경련도 오래 지속되지 않는 짧은 경련은 여러 번 반복해도 뇌에 아무런 영향이 없다.

## 4. 경련 중첩 상태란 무엇인가요?

경련 중첩 상태란 경련이 30분 이상 지속되거나 짧은 경련이라 하더라도 충분히 회복되지 않은 상태에서 30분 넘게 계속 반복되는 상태를 말한다. 이러한 경련 중첩 상태는 뇌 손상 유발 또는 뇌세포 손상을 초래해서 회복된 이후에도 뇌 기능 장애를 남기거나 치료가 잘 안 되는 뇌전증으로 발전할 수 있다.

## 5. 열성경련은 자주 재발하나요?

처음 열성경련을 겪은 아이의 반 정도는 경련이 다시 반복되지 않는다. 재발한다고 하더라도 경련 중첩 상태만 발생하지 않는다면 아이에게 영향을 주지는 않으므로 우려할 필요는 없다. 또 3번 이상 재발하는 경우는 20% 이내인 것으로 알려져 있다.


## 6. 열성경련은 유전되나요?

열성경련은 비교적 강한 유전적 성향을 갖고 있는 것으로 알려져 있다. 그러나 부모 중 한 명이 어렸을 때 열성경련이 있었다고 해서 자녀에게 모두 유전이 되는 것은 아니고, 그렇지 않은 경우에 비해 열성경련이 나타날 확률이 높다는 것을 의미한다. 실제로 열성경련을 갖고 있는 아이의 10% 정도에서 부모가 과거에 열성경련이 있었던 것으로 알려져 있으며, 형제 중에는 17% 정도에서 열성경련이 동반된다고 한다.


## 7. 열성경련을 자주 하면 지능이 떨어지나요?

경련이 길지 않은 경우는 뇌에 영향을 주지 않기 때문에 열성경련을 여러 번 했다고 해도 지능이 떨어지지는 않는다. 열성경련을 자주 하는 아이들과 자주 하지 않는 아이들과의 지능 지수를 비교해보면 별 차이가 나지 않는다는 연구 결과들이 많다.

## 8. 복합 열성경련이란 무엇인가요?

일반적으로 열성경련은 아이가 열이 올라갈 때 전신 경련이 발생하고 대부분 5분 이내에 멈춘다. 또 열과 동반해서 경련이 발생한 후에, 하루 두 번 이상 반복되지 않는다. 이처럼 하루 한 번, 15분 이내의 전신성 경련이 나타나는 상태를 단순 열성경련이라 한다. 전신 경련이 아닌 신체의 어느 한쪽에서 경련이 발생하거나 15분 이상 지속될 경우, 하루 두 차례 이상 재발하고 또 경련 후 일시적 부분 마비 같은 후유증이 있는 경우에 복합 열성경련이라고 한다.

## 9. 복합 열성경련은 얼마나 흔한가요?

전체 열성경련 환아 중 약 15% 정도는 복합 열성경련 형태를 보인다. 가장 많은 형태는 하루 두 번 이상의 재발이고, 15분 이상 지속되는 경우가 그다음, 부분성 경련이나 경련 후 일시적 마비가 나타나는 경우가 가장 드물다.

## 10. 복합 열성경련은 더 위험한가요?

복합 열성경련이라고 해도 재발률에 차이가 나지 않는다. 그러나 15분 이상 경련이 오래 지속되면 다음에 발생하는 경련도 빨리 멈추지 않을 수 있다. 또 단순 열성경련에 비해 뇌전증으로 발전하는 경우가 약간 높다.

## 11. 열성경련이 있을 때 어떤 검사가 필요한가요?

전형적인 열성경련은 특별한 검사가 필요하지 않다. 그러나 열이 나면서 경련이 나타나는 질환 중에는 뇌막염이나 뇌염 같은 신경계 감염 질환이라던가 전해질 이상과 같은 대사 질환들이 있을 수 있으므로 이런 질환이 의심될 경우에 혈액 검사나 전해질 검사, 뇌척수액 검사들이 필요할 수 있다. 소변 검사, 소년 배양, 혈액 배양 검사 등은 열이 나는 원인을 평가하는 데 도움이 되고, 뇌파검사는 열성경련 이외에 뇌 기능 평가 또는 다른 종류의 뇌전증 성향에 대한 평가가 필요할 때 제한적으로 시행할 수 있다. 또 단순한 열성경련에서는 머리 안쪽의 외상이나 감염증이 의심되는 경우를 제외하고는 MRI나 CT등 영상 검사는 필요하지 않다.

## 12. 열성경련을 하는 아이들은 커서 뇌전증으로 발전할 수 있나요?

열성경련이 없었던 아이들에서 후에 뇌전증이 발생하는 비율이 약 0.5~1% 정도인 데 비해 열성경련이 있었던 아이들은 약 3%에서 뇌전증이 발생하는 것으로 조사되어 있다. 다시 말하면 열성경련이 있었던 아이 중 97%는 뇌전증과 무관하다. 이렇게 뇌전증 발생률은 무시할 수 있을 정도로 낮기 때문에 미리 걱정할 필요는 없다. 복합 열성경련이나 대뇌 기능 장애를 가지고 있는 경우, 집안에 뇌전증을 앓고 있는 환자가 있는 경우에는 후에 뇌전증으로 이행되는 경우가 좀 더 높기는 하다. 그러나 이러한 요인들을 모두 함께 가지고 있는 경우라 하더라도 후에 뇌전증이 발생할 확률은 약 12% 정도밖에 되지 않는다. 결국 소아 연령에서 열과 함께 발생하는 경련이라면 아무리 뇌전증의 특징적 소견을 많이 가지고 있다 하더라도 88%에서는 뇌전증으로 이행되지 않는다.


## 13. 열성경련에서 뇌전증으로 발전하는 것은 막을 수 있나요?

열성경련 환자가 후에 뇌전증으로 발전하는 것은 그런 성향을 이미 가지고 있기 때문이다. 즉 열성경련에 의해 뇌전증이 발생하는 것이 아니므로, 열성경련에 대한 어떠한 예방적 치료도 뇌전증 발생을 막을 수 없다. 그러므로 열성경련을 하는 아이들에게 후에 뇌전증이 발생하는 것을 막을 목적으로 시행하는 치료는 불필요하다. 그러나 경련 중첩 상태는 뇌 일부에 손상을 주어, 손상 부위의 상처 조직에 의해 이차적으로 뇌전증을 초래할 수 있기에 경련 중첩 상태를 예방하기 위한 치료는 중요하다.


## 14. 열성경련은 예방할 수 있나요?

대부분의 열성경련은 열이 오르는 중에 발생한다. 실제로 아이가 경련할 때까지는 열이 있는 것을 모르다가, 경련이 끝난 후에 열이 높게 올라가 있는 것을 확인하는 경우가 적어도 1/3에서 보인다. 열이 오를 때 발생하는 경련은 예측이 힘들어서 예방이 불가능하다. 그러나 이미 열이 먼저 오른 뒤에 경련이 발생하는 아이들은 열을 빨리 떨어뜨려 준다거나 해열제와 함께 다이아제팜 같은 항경련제를 투여하여 경련을 예방할 수도 있다. 경련이 먼저 발생하는 아이라도 열이 오르기 전에 잘 놀지 않는다거나, 잘 먹지 못하고 보채거나, 축 늘어지는 증상이 관찰될 수 있다. 이때 바로 해열제를 투여하거나 옷을 벗기고 미지근한 물로 몸을 닦아 열이 오르는 것을 막아준다면 경련을 예방할 수도 있다. 경련이 자주 재발하는 아이에게는 이러한 전조 증상이 있을 때 항경련제를 해열제와 함께 예방적으로 투여하면 도움이 되기도 한다.

## 15. 열성경련을 막기 위해 오랫동안 약을 먹이는 것이 필요한가요?

1998년 이전까지는 열성경련을 자주 하는 아이들에게 장기적으로 항경련제를 투여하는 경우가 종종 있었다. 그러나 짧은 경련은 여러 차례 하더라도 뇌에 손상을 주지 않는다는 것이 알려지고 항경련제를 오래 복용하는 것이 지능 발달을 떨어뜨린다는 연구 결과가 보고되면서 오랫동안 약물을 복용하는 것은 바람직하지 않다는 결론이 나 있는 상태다.

실제로 열성경련 예방에 효과적인 것으로 알려진 페노바비탈을 2년 동안 복용할 경우, 경련 횟수는 반 정도로 줄지만, 지능 발달 지수를 약 10점 정도 떨어뜨리는 것으로 조사되었다. 또 열성경련 예방에 어느 정도 효과적인 발프로인산계(오르필, 데파코트, 데파킨) 항경련제는 하루 3번씩 복용해야 하는 부담도 있고 1세 이전에는 간기능 부전이 일어날 가능성이 커서 안전한 치료는 아니라고 할 수 있다. 결국 일 년에 평균 4~5회 경련이 나타나는 아이에게 예방적 약물치료를 한다면, 2~3회의 경련을 방지하기 위해 1년 내내 약물을 복용해야 하는 심리적 부담과 지능 저하 또는 간 독성의 위험을 감수하는 장기적 약물치료는 추천되지 않는다.

그러나 경련이 시작된 후 30분 이상 멈추지 않는 아이를 병원까지 바로 이동할 수 없는 상황이라면, 다이아제팜(발륨)이라는 항경련제를 열이 날 때 해열제와 함께 투약하거나 항문으로 관장을 시키는 것이 제한적이지만 더 효과적인 도움이 될 수 있다.

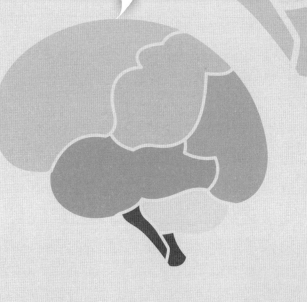

**2장**

# 뇌과학 이야기

# 뇌의 구조-발달과 기능을 중심으로

## 구조

뇌신경계는 대뇌와 척수를 포함한 중추신경계와 온몸으로 퍼져 있는 전기 회로 역할을 하는 말초신경계로 구성된다. 우리가 로봇이라고 가정하면, 로봇 전체를 관리하고 통제하는 전기 회로가 신경계이고 이를 스스로 학습으로 관장할 수 있는 결정을 하는 것이 중추신경계이다. 그리고 중추신경계의 통제하에 로봇 전체를 제어할 수 있는 전기 회로로 구성된 것이 말초신경계이다.

뇌와 척수는 말초신경계에서 올라오는 정보를 받아서 판단하고 해석한다. 이를 통해 어떤 행동을 해야 할지 결정해서 반응과 행동을 명령한다.

말초신경계는 뇌 바깥쪽 또는 척수 바깥쪽으로 나가는 신경회로의 집합체를 통칭한다. 여러 가닥의 전선으로 구성된 신경 회로로 외부 변화를 감각해 뇌로 신호를 보내는 감각신경sensory nerve, 뇌에서 몸으로 신호를 보내는 운동신경motor nerve, 뇌활동에 따라 신체 기능 조절에 영향을 주는 자율신경autonomic nervous system이 이에 속한다. 말초신경계는 중추신경계에 자신이 외부로부터 받아들여 생산한 전기정보를 전달하고 그에 따르는 반응표현에 대한 명령을 수행한다. 이런 말초신경계는 우리 몸 전체 구석구석까지 다 포괄하고 있다.

감각신경은 오감을 통해 외부 변화에 대한 전기정보를 생성 전달하는 역할을 한다. 우리가 생활 속에서 외부세계를 감각하는 모든 것이 이 감각신경에 의한 것으로 이것이 고장 나면 우리는 외부 변화에 대한 정보를 얻지 못하고 외부 세계에 대한 판단의 정보를 얻을 수 없게 된다. 운동신경의 경우 행동-표현의 역할을 수행하는데 여기에 문제가 생기면 반응에 대한 우리 몸의 행동에 이상이 생긴다. 자율신경은 의식을 통해 느낄 수 있는 부분이 아니어서 그 유무를 잘 모르는 말초신경계인데 심장 박동, 장운동 조절, 체온 조절, 호흡 유지 등 우리가 인지하지 못하는 사이에 일어나는 많은 생명 활동을 관장한다.

뇌는 우리가 상식적으로 알고 있듯이 수많은 뉴런으로 매우 복잡하게 구성된 전기 네트워크이다. 뇌를 구성하고 있는 신경세포는 약 1,000억 개로 추정되는데 빽빽하고 무성하게 엮여있지만, 세포 간 시냅스라는 연결 장치를 통해 전기 신호를 주고받는다. 시냅스의 간격은 1밀리미터의 20만분의 1 정도로 매우 좁다.

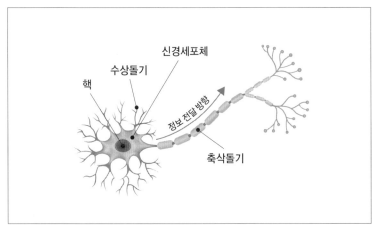

[그림 3] 수상돌기와 축삭

뇌를 구성하고 있는 뉴런은 신경계 기본 유닛과 동일한 구성을 보인다. 기본적으로 수상돌기와 축삭으로 구성되어 있다. 수상돌기는 일종의 전선으로 나뭇가지처럼 끝으로 갈수록 가늘게 생겼다. 한 개의 뉴런은 여러 개의 수상돌기를 가지고 있는데, 이 수상돌기에 발달되어 있는 시냅스를 통해 이웃 뉴런에서 전달해주는 전기 신호를 받아들인다. 받아들인 전기 신호는 신경세포 몸통으로 전달되는데, 강한 전기, 약한 전기라도 여러 돌기에서 동시에 들어오는 전기 그리고 세포체 가까운 곳에서 발생하는 전기 신호들은 세포체를 전기적으로 자극하여 활동성 전기 신호를 생산하게 되며, 이 신호는 축삭을 통해 다른 신경세포로 전달된다. 일반적인 신경세포는 수상돌기에 연결되어 있는 시냅스가 7,000개 정도 되지만, 소뇌에 자리 잡고 있는 퍼킨지 뉴런*의 경우에는 10만 개의 시냅스로 다른 세포들과 연결되어 있다.

축삭은 세포체에서 받은 정보를 내보내는 전선으로 뉴런의 전기 신호 출구라고 할 수 있다. 수상돌기와는 다르게 축삭은 뉴런에서 단 하나의 돌기로 이뤄져 있으며, 돌기의 말단은 버섯처럼 부푼 모양을 하고 있다. 신경 세포가 전기 신호를 만들면, 이 전기 신호는 축삭에서 시작되어 축삭의 말단부까지 전달된다. 모든 신경 신호는 축삭의 기시부에서 전기 신호가 만들어지는지, 안 만들어지는지의 결과에 따라 2진법 영역으로 정보 처리를 수행한다. 컴퓨터가 0과 1이라는 두 개의 문자로 모든 정보 처리를 하는 것과 유사한 정보 처리 시스템이 우리의 신경계에서 작동하고 있는 것이다. 축삭의 말단부에 전달된 전기 신호는 말단부에서 화학 작용을 유도하여, 이곳에 저장된 신경전달물질이 시냅스 간극으로 유출되어 상대 뉴런에 전기 신호를 만들게 한다. 이곳에서 유출되는 신경전달물질과 상대 뉴런의 수용체 성향에 따라 신호를 받는 뉴런은 흥분성 전기 신호를 생산할 수도 있고 억제성 전기 신호를 생산할 수도 있다.

흥분성 전기 신호를 생산하는 대표적인 신경전달물질이 글루타메이트 glutamate 이며 억제성 전기 신호를 생산하는 대표적 물질이 가바 GABA 라는 물질이다. 신경전달물질은 축삭 말단부에서 방출되면서, 시냅스를 건너 이웃 뉴런으로 전기 신호 정보를 전달한다. 신경 조직의 과흥분 상태에 의해 발생하는 발작 또는 경련 증상은 글루타메이트의 과다 유출 등으로 전기 신호가 지나치게 많이 발생하는 경우 또는 가바의 과소 유출로 흥분성 전기 신호를 적절하게 제어하지 못하는 경우에 발생한다. 거꾸로 발작을 억제하는 치료는 흥분성 전기 신호 생산을 방해하는 치료 또는 억제성 신호 생산을 강화하는 치료 두 가지의 기전으로 이루어진다.

## 기능

신경계의 기능 중 가장 기본적인 기능 단위가 반사기능이다. 반사기능이란 어떤 조건 하에서 바로 반응이 일어나는 것을 말하는데, 가장 기본적인 게 건반사 tendon reflex 이다. 건반사는 무릎 아래를 칠 때 다리가 들썩이는 반응을 보이는 진찰법으로, 감각신경(수용신경, 구심성 신경)과 운동신경(원심성 신경) 그리고 이 둘을 연결하는 연합뉴런 interneuron 의 세 요소에 의해 발생하는 반사 기능이다.

모든 신경 활동은 감각 신경과 같은 수용 신경, 이 신호를 받아들여 결정하는 연합 신경, 그리고 연합 신경의 결정에 따라 운동 신경과 같은 방출(표현) 신경의 3가지에 의해 발생한다. 가장 기본적인 이 세 가지 요소 중 어느 한 가지만이라도 없으면 그 기능은 상실된다.

저차원의 신경활동은 이런 기본 단위 활동으로 한 종류의 자극이

한 종류의 표현으로 나타나는 건반사와 같은 형태지만, 고차원의 신경활동은 다양한 감각신호에 대해 다양한 분석 활동으로 여러 조건에 따른 상황을 예상하고 서로 다른 표현으로 나타난다. 고등동물의 신경활동은 고차원의 복합적인 활동으로 동일한 조건이 있어도 동일한 반응으로 표현되지 않는 다양한 신경활동이 발생하는 이유가 여기에 있다.

뇌는 매우 복잡한 구조를 가지고 있는 기관이지만, 간단히 구분하면 감각을 받아들이는 대뇌의 뒤-아래쪽 부분과 중심구 앞쪽에 자리 잡고 있는 운동 영역 그리고 이 두 부분을 연결하여 조정하는 인터뉴런으로서 뇌의 앞-위쪽에 자리잡고 있는 연합 공간association area이 있다. 연합 공간은 다양한 감각 중추로부터 들어오는 정보를 받아들여, 그에 대해 인식하고 판단하여 어떤 반응이나 표현을 할지를 결정하여 운동 중추에 지시를 내리는 활동을 하는 부분이다.

이런 모든 활동은 대뇌의 바깥쪽에 자리잡고 있는 대뇌 피질의 기능으로 만들어진다. 머리뼈 안쪽에 구불구불하게 자리잡고 있는 대뇌 피질을 단면으로 펼쳐 놓으면, $1.8m^2$ 정도의 매우 넓은 평면이 된다. 100cm x 180cm의 광대한 표면이 두개골 안에 차곡차곡 쌓여 있고, 이 대뇌 피질이 뇌의 중심과 주변으로 복잡한 신경 회로로 연결되어 있다. 대뇌의 단위 기능이 가로x세로 $1cm^2$의 작은 부분에서 발생한다고 가정하더라도, 대뇌는 1만 8천개의 동시에 일어나는 방대한 활동을 하는 부분으로 구성되어 있다고 할 수 있다. 한가지 기능이 가로 세로 각각 0.5cm에서 만들어진다고 하면 그 4배인 7만 2천 개의 일을 하는 부분으로 구성되어 있는 것이다. 이런 일이 동시에 발생하지는 않지만, 기능 MRI라는 진단 방법으로 어떤 특정한 일을 할 때 어느 부분에서 그 일이 일어나는지를 검사해보면 활동이 증가하는 부분, 평상 상태인 부분, 그리고 활동이 감소하는 부분들이 확인된다. 대뇌가 특정한 일을 할 때 대부분 영역은 평상시의 활동을 하지만, 그 일을 담당하는 부분은 활성화되고 그 일을 억제하는 부분은 기능이 떨어지면서 특정한 활동이 일어나는 것이다.

대뇌 피질은 6개의 층으로 구성되어 있는데, 어떤 일을 하는 피질인지에 따라 6개의 층이 서로 다르게 만들어져 있다. 감각 중추, 시각 중추, 청각 중추, 운동 중추 등 피질의 기능에 따라 6개의 층은 완전히 다르게 만들어져 있다. 즉 특정한 기능을 하기 위해서는 특정한 형태로 6개의 층이 잘 만들어져 있어야 한다. 6개의 층은 피질로 들어오는 여러 형태의 신경 신호 정보를 처리하여, 적절한 형태의 신호로 만들어 그 기능의 수행과 연결된 영역으로 내보내는 활동을 한다.

뇌전증의 흔한 원인으로 알려져 있는 대뇌 피질 이형성증은 이러한 6개의 층 구성이 잘 만들어지지 않은 병적인 상태이다. 피질이 수행하여야 할 정상 활동이 저하되고, 또 과다한 활동이 제어되지 않아 발작의 원인이 될 수 있다.

## 발달

뇌는 타고난 성질에 의해 발달하는 것인가? 학습을 통해 발달하는 것인가? 뇌가 생성되는 과정을 보면 우선 그 과정의 총지휘자가 DNA인 점에서 타고난 성질이 압도적으로 작용한다고 말할 수 있다. 출생 시에 뇌는 어느 정도 발달되어 있지만, 출생 후에도 지속적으로 발달하는 과정을 갖는다. 영역별로 보면 감각-운동 중추가 가장 먼저 발달하고, 시각 중추가 그다음, 그리고 감각 인지 중추와 연하 중추가 순서대로 발달해간다. 뇌가 발달해가면서 출생 시에 뇌 발달을 돕기 위해 만들어져 있던 뇌세포들은 기능 발달에 필요한 세포만 남겨지고 쓸모없는 세포들은 제거pruning되는 퇴화 과정apoptosis을 거치게 된다.

실제 기능 발달이 이루어지는 시기에 그 기능을 담당하는 영역이 발달해간다. 운동 발달이 일어날 때 운동 중추가 발달하고, 시각 인지가 발달할 때 시각 중추가 발달해가며, 언어습득이 일어날 때 언어중추가 발달한다. 기능이 발달하는 시기에 그 일을 담당하는 뇌가 제대로 발달하지 못하면 심각한 장애가 초래될 수밖에 없다. 대표적으로 란다우-클레프너 증후군이라는 뇌전증은 언어 발달이 일어나는 시기에 언어 중추의 활동을 방해하는 강한 전기 현상이 지속되는 질환으로, 이 상태가 오래 지속될 경우, 회복된 이후에도 영구적인 언어 장애가 발생한다. 영아연축도 인지 기능이 발달해가는 초기 영아기에 대뇌 활동을 저해하는 강한 전기가 발생하는 질환으로, 역시 조기에 회복하지 못하면 영구적인 지적 장애가 발생한다.

발달은 의학적으로는 개인의 능력이 더 발전된 상태로 개발되는 것으로 정의된다. 즉 하지 못하던 것을 하게 되는 과정을 발달 과정이라고 한다. 이 발달 과정은 출생 당시 아무것도 하지 못하던 아이가 자라면서 앉고, 서고, 걷고, 뛰는 상태로 개발이 되고 말과 표현을 하게 되는 과정 등 광범위한 영역에서 진행된다.

발달은 하지 못하던 기술을 습득하여 축적된 결과라고 할 수 있다. 이러한 발달 기술은 가지고 태어난 기술(encoded skill)과, 이후 주변 환경과 학습을 통해 습득한 기술(learned skill)로 나뉜다. 가지고 태어난 기술(encoded skill)이 반드시 출생시에 갖추어진 기술만은 아니어서, 뇌의 발달 과정에 따라 후에 발현되기도 한다. 아이들이 걷고 뛰게 되는 발달 기술은 가지고 태어난 기술에 해당하며, 나이가 들면서 뇌가 성장함에 따라 자연적으로 발생하는 기능이다. 초식 동물의 예를 보면 말이나 소는 출생하자마자 30분도 안 되어 일어서고 걷고 뛰는 능력을 보여준다. 초식 동물의 진화 과정 중에 이런 기능이 출생과 동시에 발현되지 않으면 육식 동물에 의해 멸종될 수밖에 없기 때문에 이런 현상은 자연스럽다. 인간은 출생과 더불어 이런 운동 기능이 바로 발현되지는 않지만, 이런 기능들은 뇌가 성장하면서 늦게 발현되는 가지고 태어난 기능이지 훈련에 의해 만들어지는 기능은 아니다. 실제 성장하면서 갖게 되는 많은 발달 기능들은 늦게 나타나더라도 이렇게 가지고 태어난 기술들이 많이 있다.

반면 많은 발달 기능은 습득 과정을 거쳐서 축적된다. 아이는 엄마와의 관계에서 주변에 관한 관심을 통해 반응하는 법을 하나씩 배우고 축적해 가면서 여러 영역의 발달이 진행된다. 인지 능력, 언어, 표현 등은 습득해서 축적되는 기술들이다. 이런 습득된 기술들은 어떤 환경에서 어떤 표현들이 필요한지에 따라 강 화하면서 축적되고, 거꾸로 부적절한 기술들은 억제되고 제거되면서 인성 또는 성격이 형성되어 간다. 이 과정에서 유용한 기능은 더욱 발달하고 유용하지 않은 기술은 쇠퇴시킨다. 이런 과정을 거쳐 뇌는 주변 환경에 따라 자신의 생존에 최적의 상태, 그리고 만족스러운 웰빙 상태로 생활할 수 있는 방향으로 발전해 간다. 이런 이유로 삶의 패턴이나 문화적 대응 방식은 개인이 처한 상황에 따라 천차만별 서로 다른 상태로 발달해간다. 뇌가 한창 발달해가는 시기에 습득된 생활 양식은 개인 고유의 성격 형성에 크게 영향을 미쳐서 생후 4세가 될 때까지 대부분의 성격이 형성되고, 학동기 사춘기를 거쳐 개인의 성격, 개성 등으로 완성된다.

뇌의 학습 능력은 나이가 들면 점차 고착되고 이후에는 위축되기 시작한다. 어느 시기 이후에는 점차로 사고의 패턴을 바꾸는 것이 어려워지는 것이 뇌과학적으로 보면 자연스러운 현상이다.

---

*퍼킨지 뉴런은 소뇌에서만 발견되는 신경세포로, 손상이 발생하면 운동 조절과 균형 유지가 잘 안 되는 소뇌 기능 장애가 발생한다. 이를 통해 광범위한 뇌 신경 신호를 받아들여 조절하는 기능을 하는 것으로 추정된다.

# 뇌신경계의 이상 질환

건강한 뇌는 개인의 항상성(건강) 유지를 위해 필요한 전기 신호는 끊임없이 만들고 항상성 유지를 저해하는 신호는 만들지 않는다. 우리가 아무 불편함 없이 앉아 있는 건, 중력을 이겨낼 수 있을 만큼 근육의 힘을 유지할 전기 신호를 뇌에서 계속 생산해서 근육에 지속적으로 전달하기 때문에 가능하다. 어떤 교육을 받을 때도 시각 청각 등을 통한 전기 신호가 뇌 중추로 끊임없이 전달되고, 그 신호가 어떤 의미를 갖는 신호인지를 인지하여 기억으로 저장한다. 또 저장된 기억을 찾아서 사용할 수 있는 과정이 갖추어져야 교육에 의한 학습이 이루어진다.

신경계가 병적인 경우에는 만들어야 하는 전기 신호를 만들지 못하거나, 만들어지지 말아야 하는 전기 신호가 만들어지는 결과로 증상이 발생한다. 전자를 저출력low output 증상이라 하고 후자를 과출력 high output 증상이라 한다. 혼수상태로 빠지는 많은 원인이 전체 뇌활동의 저출력 증상으로 발생하여 기면, 의식 혼탁, 반혼수, 혼수로 진행되지만, 뇌의 염증성 질환이나 마약과 같은 흥분성 물질을 사용한 경우 섬망delirium 상태를 보이다가 역시 혼수상태로 이행된다. 모든 혼수상태가 위중하지만 과출력 혼수상태가 저출력 혼수상태에 비해 훨씬 더 위험하다.

대뇌 기능의 장애로 발생하는 증상들은 대부분 저출력 증상이다. 운동 기능의 저출력 증상이 운동기능부전 뇌병변장애(뇌성 마비)로, 정보 처리 기능의 저출력 증상이 인지 장애(지적 장애), 수면 유지 활동의 저출력 증상이 수면 장애, 집중력 기능의 저출력 증상이 집중력 장애, 언어 기능의 저출력 증상이 중추성 언어 기능 장애로 나타나는 등 많은 대뇌 질환의 증상성 진단 상태는 정상적으로 만들어야 할 전기 신호를 적절하게 만들지 못해서 생기는 저출력 장애이다. 이와 반대로 과출력 증상으로 발생하는 대표적 증상이 발작과 경련으로, 만들지 말아야 할 전기 신호가 과하게 만들어지고, 이 전기 방출이 제어되지 못하는 상태가 될 때 발생하는 증상이다.

위에 설명한 대부분의 저출력 증상은 지속적 증상이지만, 뇌전증의 발작 증상은 간헐성, 돌발성 성향을 보인다는 점에서 차이가 있다. 건강하지 못한 뇌에서 발생하는 저출력 또는 과출력 증상에 의한 진단들은 모두 증상과 연관된 진단명이라 이런 증상들이 발생하는 원인에 따라 서로 매우 다른 질환들의 복합 진단이라고 설명할 수 있다.

흔히 뇌성 마비로 알려져 있는 운동기능부전 뇌병변장애의 경우만 보아도, 출생과 연관된 질식에 의한 손상성 뇌질환, 뇌경색, 뇌출혈, 뇌 염증에 의한 손상, 대뇌 피질 발달 이상을 포함한 대뇌 기형, 염색체 또는 유전자 결함에 의한 기능 장애, 퇴행성 뇌질환 등 서로 다른 원인에 의해 발생하며, 그 원인 질환에 따라 증상의 정도와 부위, 경과가 서로 다를 수밖에 없는 서로 다른 질환들의 복합적 판단이다. 뇌전증도 원인에 따라 그리고 과출력을 일으키는 부위에 따라, 매우 다양한 증상과 경과를 보이는 서로 다른 질환의 종합 상태라 말할 수 있다. 또 동일한 원인을 가지는 질환이 운동기능 장애, 지적 장애, 뇌전증과 같은 증상성 질환을 모두 일으키는 경우도 많다.

예를 들어 대뇌 전체가 잘못 만들어진 선천성 대뇌 기형 질환의 경우, 운동, 인지의 기능 저하와 뇌전증을 함께 갖는 복합 장애를 초래한다. 즉 대뇌 기형이라는 원인 질환이, 뇌성 마비, 지적 장애, 그리고 뇌전증을 함께 일으킬 수도 있는 것이다. 결론적으로 뇌의 질병 상태를 진단할 때, 어떤 증상이 저출력 또는 과출력으로 발생하는지, 그리고 그런 증상을 초래하게 된 원인이 무엇인지에 대한 포괄적 진단이 함께 필요하며, 정확한 진단이 이루어 져야, 원인과 증상에 따른 포괄적 치료 방침이 결정될 수 있다.

오스트리아 철학자 마르틴 부버는 사람의 가치가 나와 너라는 만남에 의해 결정된다고 하였다. 나의 존재 가치가 너라는 객체와의 만남에 의해서만 의미를 갖는다고 규정한 것이다.

인간의 존재는 뇌의 활동에 의해서만 형성된다. 뇌의 활동이 없어지면 기타의 신체 기관이 아무리 정상적이라도 한 개인이 존재하고 있다고 할 수 없다. 뇌의 활동이 불가역적으로 소실될 때 우리는 생명현상이 끝났다고 하고, 이를 뇌사라는 사망의 정의로 규정한다.

뇌는 개인이 처해 있는 공간과 시간의 주변 환경에서 자신을 보호하여 생존과 웰빙을 추구하는 기능을 한다. 나라는 주체가 너라는 객체와의 관계를 잘 만드는 일, 그 수많은 객체와의 관계에서 자신을 지켜내는 일, 그리고 행복, 안녕, 복지의 웰빙을 만드는 일이 뇌가 일상에서 해내고 있는 중요한 기능인 것이다.

수많은 객체와의 만남은 인간이 가지고 있는 감각 수용체에서 외부의 환경을 파악하는 전기 신호를 뇌가 감지하여 이루어진다. 인간이 살고 있는 세상은 우리의 뇌와 연결된 감각수용체가 만드는 신호를 인지하는 만큼의 세상이라고 할 수 있다. 시각이 퇴화되어 없어진 동굴 박쥐는 자신이 만들어내는 초음파의 반향으로 세상을 탐지한다. 주변을 볼 수 없어도 초음파가 만들어내는 청각의 전기 신호만으로 아주 짧은 시간에 동굴의 복잡한 구조를 파악하여 벽과 부딪히지 않으며 비행하는 것이다.

주변을 파악하는 감각 기관의 종류에 따라, 인간과 박쥐 그리고 다른 감각 기관을 활용하는 동물들은 같은 세상에서 살고 있다고 해도 완전히 다른, 서로 다른 세상에서 살고 있다고 할 수 있다.

인간은 5개의 감각 기관으로부터 세상을 파악하지만, 그 감각 역시 한정된 파장 안에서만 작동한다. 인간이 보는 세상도 가시광선 안에 한정되어 있고, 들을 수 있는 세상도 한정된 소리 주파수 안에 한정되어 있다.

너라는 객체는 환경이나 상황, 그리고 만남을 이어가는 사람들, 이 모든 객체와의 만남에서 자신을 지키고, 만족한 상태의 행복을 추구할 수 있어야 건강한 뇌의 활동이라고 할 수 있다. 뇌는 이러한 건강 상태를 지켜가기 위해 걷고, 뛰고, 보고, 듣고, 판단하고, 행동하는 다양한 일을 한다. 더 나은 삶의 질을 만들어 가기 위해 교육도 받고, 친구도 만들고, 경제 활동과 사회 활동을 수행한다. 이렇게 복잡한 여러 활동이 뇌의 건강에 필요한 이유는 인간이 사회적 동물이기 때문이다. 마르틴 부버는 인간의 행복이 이 모든 객체와의 만남에서 성숙한 관계를 만들 때 가능하다고 했다. 뇌과학을 모르는 사람이 현상학만으로 뇌과학의 본질을 꿰뚫고 있음에 감탄하지 않을 수 없다.

우리의 뇌는 뇌가 없을 때 할 수 없는 모든 일을 한다. 보고, 듣고, 느끼고, 생각하고, 말하고, 기억하고, 걷고, 뛰고, 웃고, 울고 등등… 이런 모든 일이 뇌의 활동으로 나타난다.

이러한 활동을 하는 이유는 개체를 외부 환경으로부터 지켜내고 그 환경에서 더 잘 사는 웰빙의 삶을 영위하기 위함이다. 개체의 생존을 위해 주변 환경에 대해 완벽히 파악해야 하며, 태어날 때부터 가지고 있던 생존 기술이나 출생 이후 학습된 기억을 바탕으로 어떻게 반응하고 행동해야 하는지를 결정하고 이를 적절하게 실행에

옮기는 것이 우리의 뇌가 하는 일이다.

인간이 사회적 동물이다. 이런 이유로 우리의 뇌는 단순히 생존을 위한 활동뿐 아니라, 개체가 행복하고 만족스러운 웰빙 상태로 살 수 있도록 만들어 가는 일까지 한다. 출생 당시에 백지에 가까워서, 전적으로 양육자에 의존하는 영유아 시기부터 독립적인 생활이 가능한 성인으로 성장하기까지 혹독한 발달 과정을 밟아나간다. 기본적인 생존을 위한 발달 기술의 습득뿐 아니라 힘든 공부와 운동, 예체능과 관련된 학습 등을 해가는 이유는 사회적으로 더 충만하고 행복한 생활을 누릴 수 있도록 만들어 가기 위해서다.

생존과 웰빙을 위한 발달 기술의 학습은 개인이 처한 주변 환경이 어떠한지에 따라 전혀 다른 방향으로 만들어질 수도 있다. 풍요한 환경에서 자란 사람과 궁핍한 환경에서 자란 사람, 자유로운 환경에서 자란 사람과 엄격한 환경에서 자란 사람, 자유 민주 국가에서 태어난 사람과 독재 국가에서 태어난 사람 등 각각의 성장 환경은 모두 달라서 타고난 성향과 더불어 개인의 인격을 완전히 다르게 만들어 갈 수 있다. 대인 관계에서 발생하는 문제들에 대해, 옳고 그름의 문제가 아니라 개인적 다름의 문제로 접근해야 한다는 성숙한 대처 방법이 이런 뇌과학적 근거를 기반으로 하고 있다.

인간의 뇌는 동물들의 뇌에 비해 잘 발달된 대뇌 피질 영역을 갖고 있다.

뇌의 깊은 안쪽에 위치해 있는 변연계는 사람이나 동물들의 생존과 번식에 필수적인 매우 중요한 기능을 가지고 있다. 변연계 영역은 동물과 인간이 크게 차이가 나지 않으며, 일부 동물에서는 이 기능이 인간보다 훨씬 발달해 있는 경우도 많다. 변연계는 개체의 생존과 번식으로 지구상에서 계속 살아가게 만드는 중요한 활동을 한다. 개체가 공격받을 때 변연계는 매우 활발하게 활동하여 생존 모드로 진입하게 된다. 교감신경계가 항진되어 동공이 확장되고, 혈압과 맥박이 올라가고, 소화 기능이 위축되어 신체로 가는 혈액량을 줄이고 최대한의 혈류를 뇌에 공급한다. 뇌에 공급되는 혈액도 대뇌 피질보다는 변연계에 더 많이 공급되어 위험한 상태에서 살아남기 위한 생존 본능을 감당하는데 도움이 될 수 있도록 변화한다. 이러한 혈류 변화는 스트레스 상황에서도 동일하게 나타난다. 우리가 심한 스트레스를 받으면 합리적인 사고를 할 수 있는 유연성이 떨어지고 자기방어 본능이 강화되는 이유와 같다.

인간이 동물들보다 발달한 대뇌 피질, 특히 통합 관리 기능을 담당하는 전두엽의 기능은 합리적이고 이성적인 사고의 중추 역할을 한다. 전두엽은 대뇌의 여러 부분에서 전기 신호를 수용하고 그 신호들을 복잡한 내부 회로에서 평가, 분석, 판단한다. 그렇게 결정된 신호 방출을 역시 다른 여러 영역으로 전달하여 개인의 생존 또는 웰빙 상태를 유지하기 위한 최선의 표현 행동을 만든다. 이는 신경 단위 기능과 같이 하나의 자극에 하나의 활동을 만들어내는 기초 기능의 차원을 뛰어넘어 여러 복합적인 요인들을 반영하여 최선의 활동으로 발현되는 고차원의 결정 능력이다.

우리의 뇌는 대뇌 피질 영역이 활성화할수록 변연계의 활동이 억제되고, 거꾸로 피질 영역의 활동이 억제되면 변연계의 기능이 활성화되는 상호 균형추가 작동해서 인간의 심리-정서-행동 영역을 조절하고 있다.

# 기억과 학습

2022년에 영화 〈아바타〉의 시즌 2가 개봉했다. 오래전에 첫 작품을 보면서, 뇌과학을 전공하는 의사로서 신선한 충격을 받았다. 한 인간이 가지고 있는 모든 기억이 어떤 도구를 통해서 다른 개체에게 전달되면 그 사람과 똑같이 복사된 개체가 탄생할 수 있다는 허구 같지만, 마냥 허구 같지만은 않은 영화다. 이미 창작 분야에서는 뇌과학의 상당 부분을 이해하고 이를 토대로 영화도 만들어내는 수준에 와있다는 것에 놀라기도 했다.

영화에서 아바타는 긴 머리 꽁지 같은 것을 가지고 있는데 그 긴 꽁지를 다른 개체와 접속하면 뇌가 가지고 있는 모든 정보가 공유되는 설정이나, 사람이 죽고 나면 지금 이름은 기억나지 않지만 거대한 신성을 가진 정신세계와 그 사람의 모든 기억이 모두 같이 공유된다는 설정(이건 일본의 신사와 같은 개념이기는 하지만) 등이 무척 신선했다.

우리의 뇌에서 모든 기억은 해마라는 작은 기관에 잠시 머물다 뇌궁fornix이라는 아주 작은 회로를 통해 전체 뇌 영역에 퍼져서 자리를 잡는다. 이 영화를 보기 전에도 뇌궁으로 지나가는 기억의 정보 전기 신호를 모두 분석해서 저장한다고 하면 기억을 외부로 공유하는 것도 가능하겠다는 엉뚱한 생각을 해보기도 했다. 실제 신경과 물질 간의 전기 신호 전달을 가능하게 연구하는 분야brain material interface가 각광받고 있는데, 연구가 완성되면 우리의 기억을 반도체에 저장하는 것도 가능해질 것이다.

우리의 해마체에 저장되어 있는 기억(단기 기억)은 시간대별로 저장되어 있다가 꿈꾸는 수면(렘 수면) 시에 대뇌로 이동하여 장기 기억으로 저장된다. 단기 기억으로 저장되어 있는 기억은 장기 기억으로 전환되지 않으면 소멸된다.

현대 과학으로 지금까지 알려진 바로, 기억이라는 현상은 뇌세포들이 만들어내는 전기 신호를 화학적 물질로 보관하고 그 물질이 다시 동일한 전기 신호를 재현할 수 있는 능력을 뇌가 갖추고 있기 때문이라는 것까지 증명되어 있다.

기억은 뇌가 새로운 기능을 습득해 가는 과정에 필수적인 한 요소이다. 학습은 외부 환경을 전기 신호로 만들어서 뇌가 받아들이고(지각), 그 전기 신호가 어떤 현상인지를 인지하고(인지), 그 신호를 저장하고(기억), 그 기억된 신호를 역으로 소환하고(상기), 소환된 기억을 활용하여 나타내는 과정(표현)이 모두 갖춰져야 완성된다.

학습은 인지 과정을 거치는 기억(명시적 기억explicit memory)을 이용하는 학습 기능과, 인지 과정을 거치지 않는 기억(암묵적 기억implicit memory)에 의해 습득되는 기술로 나뉜다. 학업을 통해서 습득되는 대부분의 기술들은 명시적 기억으로 축적되지만, 반복 훈련을 통해서 얻어지는 기술들은 암묵적 기억 과정으로 축적된다. 명시적 기억은 반복해서 강화하지 않으면 퇴행해서 소멸하는데 암묵적 기억은 퇴행하지 않고 평생 지속된다. 열심히 공부해서 시험 준비를 했던 학습 기억은 시험이 끝나고 나면 거의 모두 잊어버리는 이유도 명시적 기억을 사용하기 때문이다. 반대로 자전거 타기, 수영하기와 같은 기술은 암묵적 기억을 통해 습득된 기술이므로 오랫동안 잊고 지낸 후에도 쉽게 다시 회복된다. 암묵적 기억은 몸기억이라고도 불리며 명시적 기억의 한계를 극복하기 위한 학습법으로 최근 개발되고 있지만, 실제 얼마나 효과적일지는 판단하기 이르다. 언어 습득의 경우에도 상당 부분이 암묵적 기억 과정에서 발달하므로 반복 실행 학습이 매우 중요하다. 학업으로 언어 공부를 할 때 실제 언어 표현을 잘 못 하는 이유가 기억의 방식이 다르기 때문이다.

우리에게 일어나는 엄청나게 많은 일을 다 기억한다는 것은 불가능하기도 하고, 가능할 수도 없다. 그리고 우리의 뇌는 자기에게 불리한 기억을 제거해버리는 선택적 기억 제거 능력도 함께 갖추고 있다. 자기에게 불리한 기억에 계속 꽂혀 있을 경우, 그 개인의 뇌 건강은 바닥으로 내려갈 수밖에 없게 될 테니까, 이런 능력은 뇌 건강을 위해서 필수적이기도 하고 어쩌면 적극적으로 활용해야 할 부분이기도 하다.

명시적 기억을 통해 축적된 학업 기억은 일시적으로 해마체에 저장되어 있는 단기 기억으로 남아 있다가, 꿈꾸는 수면 상태에서 대뇌 피질로 이동하여 장기 기억으로 저장된다. 단기 기억이 장기 기억으로 이동하지 못하면 오래 유지되지 못하고 대부분 소실된다. 꿈꾸는 수면을 포함하여, 수면 부족 상태 또는 수면의 질이 나쁜 상태에서는 학업 기억 능력이 현저히 떨어진다. 단기 기억의 축적 과정과 장기 기억으로의 이행 과정이 모두 심각한 방해를 받기 때문이다.

단기 기억은 시간대별로 순서대로 기억되며, 심한 두뇌 외상을 입으면 최근 기억부터 역행성으로 소실되는 후향적 기억 상실 retrograde amnesia이 발생하기도 한다. 기억이 시간을 가지고 순차적으로 일어나는 일은 매우 중요하다. 어떤 일이 어떤 일 이후에 발생하는지가 시간과 함께 기억되지 않으면 모든 기억은 엉망진창이 되어 버린다. 뇌의 시간은 집중할 때 천천히 흘러가고, 넋을 놓고 있을 때 쏜살같이 지나간다. 뇌가 시간을 기억하는 방식이기도 하다.

종교적이기도 하고 철학적이기도 하지만, 뇌가 순서에 따라 시간을 기억하지 않으면 시간은 존재할 수 없다. 순서와 시간을 기억하는 기능이 우리 뇌에 존재하기 때문에 기독교적으로는 창세기부터 인류 종말의 시간까지 존재할 수 있다. 결국 인간의 뇌가 가지고 있는 능력에 따라 우리가 사는 세상이 만들어져 있다는 역설도 충분한 일리가 있는 주장이라고 할 수 있다.

## 행복 지침서

오래전 선배 교수님께서 쓴 '행복 수용체론'에 대한 짧은 칼럼을 인상 깊게 읽었던 기억이 있다. 신경세포들은 전기 신호를 주고받으며 활동하는데, 한 세포에서 다른 세포로 전기 신호를 전달할 때 화학 물질이 이를 중개한다. 이 화학 물질이 신경 전달 물질이다. 전기 신호를 제공하는 세포가 받는 세포와 맞닿아 있는 부분에서 신경 전달 물질을 방출한다. 이 전달 물질은 신호를 받는 세포의 수용체에 결합하여 전기 신호를 만든다. 신경 전달 물질의 종류에 따라 그리고 수용체의 성향에 따라, 신호를 받는 세포에서 만들어지는 전기 신호는 더 강한 신호로, 더 약한 신호로, 또는 정반대로 전기를 제어하는 신호로 만들어지기도 한다.

사람과 사람 사이에 좋은 감정이 만들어지는 것을 '케미가 통한다'라고 말을 하는 이유는 좋은 감정을 만드는 신경 전달 물질인 화학(케미스트리) 물질이 함께 만들어진다는 뇌과학적 관점에서 사용되기 시작한 말이다. 수용체에서 만들어진 신호가 오래 지속되지는 않는다. 또 신경 전달 물질 수용체의 숫자는 한계가 있어서 포화 상태에서 더 이상 새로운 전달 물질을 받아들이지 못한다. 세포들의 연결 부위에서는 한 번 사용된 신경 전달 물질을 폐기하고 재생하는 작업과 새로운 수용체를 만들어 가는 일들이 활발하게 일어난다. 한동안 행복을 파는 약이라고 미국에서 대중 광고를 해왔던 항우울제 역시 행복감과 관계되는 신경 전달 물질이 폐기되는 것을 방해하여 오랜 시간 수용체를 자극하도록 유지하는 약물이다.

신호 전달 체계의 복구와 회생 작업이 아무리 활발하게 진행된다고 해도, 반복적인 자극에 동일한 강도의 전기 신호를 만들어 가지는 못한다. 욕조의 뜨거운 물이 시간이 지나면서 뜨겁지 않게 느껴지는 이유다. 같은 맛도 반복되면 맛이 떨어지는 것 역시 이런 현상이다. 이러한 특징은 모든 신경 세포들이 가지고 있는 특성으로, 세포의 종류에 따라 소진되는 속도에 차이가 있고 일상에서 흔히 경험하는 대로 후각은 가장 빨리 소진되는 감각이다. 같은 감각을 유지하기 위해서는 더 많은 자극을 요구한다. 이미 부유한 사람이 더 많은 돈을 벌기 위해, 권력을 쥔 사람이 더 큰 권력을 가지기 위해, 끊임없이 매달리는 이유도 이런 신경 생리 현상에 지나지 않는다.

장애아를 키우는 부모들은 행복감에 대한 수용체가 많이 비워져 있는 듯하다. 아이가 아주 작은 일을 새로 할 때, 부모들은 천사와 같은 행복감에 사로잡힌다. 표현도 잘 못 하는 아이가 살짝 웃을 때, 누워만 있던 아이가 뒤집기에 성공했을 때, 못 걸을 것으로 생각했던 아이가 힘겹게 한 발자국을 떼었을 때, 엄마 소리를 처음으로 내었을 때, 부모들은 이 세상에서 어떤 것을 얻은 것보다 행복해한다.

**행복의 크기는 (수용체를) 채울 때보다, 비울 때 더 커진다.** 수많은 정복 전쟁을 통해 인류 역사상 가장 광활한 영토를 가지게 된 알렉산드로스 대왕과 나무 술통에서 기거하며 살아가는 현인 디오게네스가 보여주었던 행복의 크기 차이는 신경 활동의 과학을 여실히 보여주는 극명한 한 예에 지나지 않는다. 알렉산드로스 대왕이 훗날 "내가 만일 알렉산드로스 대왕이 아니었으면 아마도 디오게네스가 되기를 바랐을 것이다."라고 말한 이유도 이러한 이치의 깨달음에서 비롯된 것이다.

우리 역사에도 관직을 뒤로하고 고향에 내려가 후학을 가르치는 데 전념한 선비들이 많이 있다. 안분지족, 안빈낙도를 즐겨 실천한 사람들, 이태백의 한시 〈산중문답山中問答〉에 나오는 '소이부답笑而不答'* 의 경지는 비우기를 통해 행복에 이르는 길을 알려준다. 더 많은 것을 채우기 위해 불을 쫓다가 타죽고 마는 불나방의 예를 보면, 채움의 끝이 어디로 가는지를 극명하게 보여주고 있다. 알렉산드로스 대왕 역시 뇌전증으로 고통받았던 인물이다. 정복 전쟁의 최선두에서 전쟁을 치르면서 생긴 머리의 수많은 외상과 그로 인한 외상성 뇌손상이 원인이 되었을 것으로 추정된다.

뇌전증 환우들의 행복 지수는 무척 낮다. 본인이 조절하지 못하는 예측 불가능한 발작에 대한 불안감, 발작을 대하는 주변의 따가운 시선과 사회적 편견들은 환우들의 행복 지수를 끌어내리는 주요 원인이다. 또 본인의 병에 대한 정확한 지식이 부족하고, 대비가 안되어 있는 부분도 이들을 심리적으로 어렵게 만든다. 뇌전증 환우와 그 부모들은 적게는 3배, 많게는 6배에 이르는 우울 또는 불안감을 가지고 있다. 이 비율은 다른 만성 질환이나 다른 만성 뇌질환과 비교해봐도 현저히 높다. 이러한 우울감과 불안감은 행복 지수를 끌어내리는 최악의 정서 상태다.

뇌전증 환우들에게 우울감과 불안감은 언뜻 당연한 것으로 여겨진다. 그러나 질병과 연관된 합리적인 불안감 외에도, 질병에 대해잘 알지 못하는 데서 오는 불합리한 불안감이 더 많은 영향을 준다.

뇌전증은 다양한 원인에 의해 발생하는 서로 다른 여러 경과를 갖고 있는 아주 복합적인 질병군이라고 할 수 있다. 치료하지 않아도 나이가 들면서 회복되는 경우도 있고, 뇌의 피로도만 관리해줘도 증상이 완벽히 조절되는 경우도 있지만, 어떤 치료에도 조절되지 않고 병 자체가 악화하는 종류도 있다.

적어도 70%에 이르는 뇌전증은 약물치료로 발작이 거의 완전히 억제된다. 발작이 재발하지 않으면 정상 생활이 가능하다. 그러나 발작의 조절 여부보다는 불안-우울 같은 정서적인 문제가 건강에 더 많은 영향을 주며, 이 병을 둘러싸고 있는 부정적인 사회 인식이 환우들의 건강을 더욱 악화시킨다.

환우와 보호자들이 자신 또는 자신의 아이가 가지고 있는 병에 대해 완벽히 이해하고 대처할 준비가 되어 있으면, 불합리한 불안감에서 자유로울 수 있다. 그렇지만 뇌전증 환우 개개인에 대한 맞춤형 정보가 터무니없이 부족한 것이 현실이다.

환우들이나 부모들이 본인 또는 자녀의 뇌전증에 대해서 정확하게 아는 것이 중요하다. 원인, 예후, 정서-행동 문제와 개인별로 건강한 일상을 방해할 수 있는 맞춤형의 세세한 문제들까지 모두 파악하고 그에 대한 대처 방법을 숙지하면 불합리한 불안감에서 벗어날 수 있다. 그리고 장기간 계속해야 하는 치료에 대해 전문 의료진과 깊이 상의하고, 치료 방법과 방향을 함께 선택하여 유지해 가면 불안감에서 벗어나 건강을 지켜나가는 최선의 방법이 될 것이다.

장애아의 부모들이 행복의 끈을 놓지 않듯이, 모든 뇌전증 환우들이 하루빨리 건강을 되찾고 행복 지수를 최대한 높여가게 되기를 바란다. 이를 위해 환우와 가족, 의료진 그리고 이 사회가 함께 노력해야 한다.

---

* 미소만 짓고 직접 대답하지 않는 모습을 가리키는 단어. 이태백은 〈산중문답〉에서 전원생활의 즐거움이란 일정한 말로 표현할 수 있는 경지가 아니라서 답을 듣는 것으로 깨달을 수 있는 것이 아니라는 의미를 전하고자 '소이부답'이라는 어구를 사용했다.

# 뇌 건강의 비밀 (중용지도)

미국에서 수련받을 때 경험한 일이다. 해마경화증을 가지고 있는 환자에서 수술을 하기 위한 검사로 와다 검사를 진행하고 있었다. 와다 검사는 한쪽 뇌혈관에 작은 카테터 Catheter* 를 번갈아 삽입하여 아주 짧은 시간 동안 유지되는 수면제를 주입하는 검사로, 수면제를 주입하면 한쪽 뇌만 수면에 빠지게 된다. 한쪽 뇌를 재운 상태에서 환자가 말을 평상시대로 하는지, 검사 중 보여주고 들려준 일들을 기억하는지 확인해서 병변이 있는 부위를 수술로 제거하더라도 언어나 기억에 장애가 생기지 않는다는 것을 확인하는 검사이다.

그날 검사한 환자는 병변 부위의 뇌혈관에 카테터를 삽입하고 약물을 주입했을 때 기억, 언어 기능이 유지되면서 기분이 상승하여 행복감과 흥분함을 느끼는 상태가 되어 노래까지 부르는 상태로 변했다. 문제는 그다음이었다. 반대쪽 뇌혈관에 수면제를 투입하자 환자는 갑자기 공격적으로 되어서 처치대에서 일어나려 하고 폭력성을 보이는 행동 변화가 나타났다. 이런 행동 변화는 수면제 지속시간이 5분 정도밖에 안 되어 곧 가라앉기는 했으나, 두 가지 반대되는 활동이 서로 반대쪽의 뇌에서 발생한다는 사실을 보여주었던 매우 특이한 경험이었다.

와다 검사를 하는 피검사자의 경우 정서 기능의 흥분과 억제라는 반대되는 조절은 대부분 같은 쪽 뇌에서 일부분씩 담당하는 경우가 많아서 한쪽 뇌를 재운다고 하더라도 이렇게 극단적인 차이가 나는 일은 없다. 그렇지만 이런 상호 조절 기능이 서로 반대쪽의 뇌에 위치하여 균형을 이루는 경우도 있다는 것을 이 환자에서 확인할 수 있었다. 우리의 뇌가 평상시에 정서 기능까지도 서로 반대되는 기능들이 균형을 맞추고 있다는 것을 보여주는 실례였다.

뇌는 흥분과 억제라는 두 가지의 활동에 의해 관리되고 통제되고 있다.

팔다리를 움직일 때, 굽히는 근육이 수축하면 펴는 근육은 이완하고, 반대로 펴는 근육이 수축하면 굽히는 근육이 이완하게 된다. 이 과정은 태아의 태동에서부터 자연스럽게 발달하여 정상적인 운동 발달을 진행해 가는데 기본이 된다. 이러한 자연스러운 발달 과정을 방해하는 병적인 상태에 있을 때, 아이는 출생 이후에 정상적인 운동 발달을 하지 못하고 몸이 뒤틀리는 운동 장애를 갖게 된다.

뇌 활동에 서로 반대되는 기능의 균형과 조화는 건강한 생활의 핵심적인 요소다. 건강한 뇌 활동은 서로 반대되는 현상들이 균형과 조화를 이루고 있는 상태를 말한다. 단지 움직임과 운동에서 보이는 현상뿐만 아니라 기쁨과 슬픔, 사랑과 미움, 행복과 불행 같은 정서적 문제까지도 서로 반대의 현상들이 균형과 조화를 이루고 있어야 건강한 생활이 가능하다.

젊은 시절 대학교 교양 과목 중, 동양 철학을 강의하신 당시 교수님께서 유교 사상 중에 최고의 가치가 중용이라는 것을 가르치신 적이 있다. 어느 한쪽이 옳으면 다른 쪽은 그르고, 또 반대쪽이 옳을 경우 또 그 반대쪽이 그르다는 선악 개념에 빠져 있던 당시 나이에는 이해가 쉽지 않았던 내용이었다.

중용의 가치는 지나치거나 모자라지 않고, 한쪽으로 치우치지도 않는, 떳떳하며 변함이 없는 상태나 정도라고 알려져 있다

우리 뇌의 건강은 웰빙 상태의 항상성을 유지하는 것, 즉 서로 다른 활동, 서로 반대되는 활동이 균형과 조화를 이루는 상태다. 개인이나 사회의 건강한 상태 역시 서로 반대되는 생각이나 개념들이 함께 조화와 균형을 이루고 사는 상태라고 할 수 있다. 과하지도 않고 모자라지도 않는 상태가 중용이라면, 중용의 도를 이루는 것이야말로 최고의 건강 상태라고 할 수 있다. 과하거나 모자라거나, 어느 한쪽에 치우칠 때 결국은 병이 시작된다.

뇌의 건강을 해치는 많은 질환은 이런 균형을 이루지 못하는 증상들로 나타난다. 움직임을 관장하는 뇌의 기능이 부족하거나 과할 때, 정상적으로 필요한 움직임을 할 수 없거나 하지 말아야 할 움직임이 발생할 수 있다. 의식을 담당하는 전반적인 뇌 기능이 떨어지거나 과하게 될 때 의식 저하 또는 그 반대의 섬망 상태가 발생하고, 더 진행되면 양쪽 모두 혼수상태에 빠지게 된다.

뇌 활동의 균형은 뇌 건강의 핵심이다. 뇌 활동은 흥분과 억제, 두 현상이 적절하게 균형을 맞추는 상태로 활동한다. 한쪽은 전기 신호를 생산하는 것, 반대쪽은 전기 신호 생산을 억제하거나 확산하는 것을 막아주는 역할을 한다. 전기 신호는 탈분극** 이라는 현상에 의해 만들어지고, 이 탈분극이 신경세포에서 전기 신호를 내보내는 장소에서 발생하면, 그 전기 신호는 회로를 통해 다른 세포에 전달된다. 전기 신호를 생산하도록 도움을 주는 (흥분성)신경전달물질과 신호 생산을 억제하는 (억제성)신경전달물질이 절묘하게 균형을 이루어야 과하지도 부족하지도 않은 상태가 유지된다. 또 흥분성 신경전달물질을 생산하는 신경세포와 억제성 신경전달물질을 생산하는 신경세포의 숫자나 활동도 균형을 이루고 있어야 한다. 뿐만 아니라 전기 신호를 확산시키는 회로와 그 확산을 막아주는 회로들까지도 조화롭게 균형을 갖추고 있어야, 필요한 전기 신호를 만들고, 과한 신호가 억제되는 건강한 상태가 유지될 수 있다.

뇌전증의 발작은 흥분성 전기 신호 생산이 갑자기 제어되지 않고 폭발적으로 증가하는 현상에 의해 발생한다. 만성 질환이지만 간헐적으로 발생한다는 특성이 일반 신경계 질환과 다른 점이다. 즉 치매, 과거에 뇌성마비로 알려져 있던 뇌병변 장애, 지적 장애와 같은 질환은 증상이 지속적인데 뇌전증은 평상시에는 증상이 전혀 없다가 간헐적, 돌발적으로 어떤 시기나 상태에서만 나타난다는 점에서 큰 차이가 있다.

뇌전증을 앓고 있는 사람은 증상이 없을 때도 발작을 할 수 있는 성향을 가지고 있다는 점에서 건강한 일반인과 구별된다. 이런 성향은 뇌파검사로만 확인이 가능하고, 검사 결과가 실제 환자에서 발생하는 발작과 일치하면, 그 성향을 보여주는 뇌의 부위 또는 범위가 발작의 원인이 되는 것으로 진단할 수 있다.

간헐적 돌발적으로 발생하는 발작 때문에, 뇌전증 환자들은 건강에 심각한 제약을 받고 있다. 뇌전증 환자에서 일어나는 발작은 대부분 3분 이내에 스스로 멈추고 1년에 5회 이상 넘지 않는 경우가 대부분이지만, 1년에 한두 번 정도 그 짧은 시간에 끝나는 발작만으로도 환자들이 갖게 되는 심리적, 사회적, 신체적 건강에 대한 부담은 심각하다.

한 연구에 의하면 1년에 10번 정도 발작을 하던 사람이 1년에 1번 정도로 줄어든 상태라도 환자가 느끼는 만족감과 삶의 질은 크게 개선되지 않는 것으로 나타나고 있다. 발작을 하는 사람은 발작이 완전히 조절되었을 때만 확실하게 차이가 나는 삶의 질 향상을 경험하게 된다. 이 연구는 그 짧은 순간의 발작이 단 한 번이라도 환자에게 얼마나 강한 심리적 부담을 주고 있는지를 확실히 보여준다.

모든 뇌전증 치료는 과한 전기 신호 생산을 낮추거나, 약한 억제력을 강화시키는 두 가지 방향으로 이루어지고 있다. 현재 사용되고 있는 뇌전증의 치료 방법들, 즉 약물치료, 식이 치료, 그리고 수술치료는 모두 강한 전기는 약화시키고 약한 억제력은 강화시켜서, 과하지도 모자라지도 않는 균형 상태를 만들어 가는 것을 목표로 하고 있다.

**과하지도 모자라지도 않는 중용의 상태를 유지하는 것은 개인이나 집단, 국가의 건강 상태를 유지하는 가장 중요한 가치임을 고대 동양 철학의 지혜에서 다시 찾아볼 수 있다.**

---

\* 환자의 소화관이나 방광, 기관지, 혈관의 내용물을 빼내기 위해, 혹은 반대로 약제나 세정제 등을 신체 내부로 주입하기 위해 쓰이는 고무 또는 금속제의 가는 관이다.

\*\* 신경세포가 전기신호를 내보내는 것을 뜻한다.

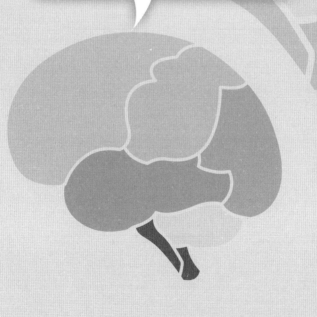

 3장

뇌전증 환우의
권익에 대한 이야기

# 건강보험 급여화에 대한 단상

    몇 년 전 대마씨유에서 추출한 '칸나비디올'이라는 약제가 난치성 뇌전증 환자에게 탁월한 효과가 있었다고 해외 언론이 보도했다. 뒤이어 이 약제가 가지는 유효성 등에 대한 연구들을 바탕으로 미국이나 유럽 여러 국가를 포함하여 우리나라에서도 약 1년 전부터 이 약제의 사용이 승인되었다.

    실제로 하루에도 수십 차례 이상의 발작과 이로 인한 후유증으로 지적 장애까지 진행된 환자 중 칸나비디올 복용 후 거짓말처럼 건강이 회복되는 환자를 많이 목격한다. 문제는, 아직 이 약제에 대해 건강보험 급여 적용을 해주지 않고 있다는 점이다. 한 달에 100만 ~300만 원에 이르는 약값이 부담스러운 환자들과 그 부모들은 그야말로 애간장이 타는 하루하루를 보내고 있다. 보건복지부와 건강보험심사평가원(심평원)은 고가의 약제비로 인해 보험 재정에 무리가 올 것이라는 우려로 이 약제의 보험 급여 확정을 차일피일 미루고 있다.

    우리나라에서 중증 난치성 뇌전증으로 고통받고 있는 어린이들은 아무리 많아도 5,000명을 넘지 않는다. 또 그중 이 약으로 확실한 도움을 받아 계속 복용해야 하는 아이들은 20%를 넘지 않는다. 이 약을 꾸준히 계속 사용할 아이들의 숫자가 그렇게 많지 않음에도, '보험 재정의 안정'이라는 명목으로 이 아이들의 건강권을 휴지 조각 정도로 취급하고 있다.

    난치성 뇌전증 아이들은 한꺼번에 4~5개의 약을 복용하면서도 발작이 멈추지 않는다. 이런 아이들 중 칸나비디올 사용 후에 발작이 완전히 멈추고, 항뇌전증 약제를 모두 중단하는 경우도 있다. 발작이 멈춘 아이들은 놀랄 만큼 지능이 회복된다. 이런 아이들이 칸나비디올을 사용하지 못했다면, 심각한 지적 장애로 한평생을 누워서 지낼 수밖에 없는 극한 생활을 살아가야 했을 것이다. 경제적으로 어려워서 시작할 엄두도 못 내는 부모들, 계속 감당해야 할 약값이 두려워 감히 엄두도 내지 못한 부모들, 경제적 부담 때문에 치료를 포기하는 부모들……. 우리 사회는, 우리 정부는 이들에게 심각한 죄를 짓고 있다.

치료약이 비싸서 감히 써볼 생각도 못 하는 우리 환우들의 부모는 오랜 시간 동안 아이들의 건강을 지켜오느라 경제적으로는 이미 충분히 피폐해졌다. 그리고 이런 중증 난치성 뇌전증은 앞으로 태어나는 아이들에게서도 꾸준히 발병할 것이다. 치료할 수 있는 기회를 박탈당해서, 그리고 어린 환자가 치료 시기를 놓쳐서 평생 질환을 감당하며 살아가야 한다면, 그런 사회를 어떻게 건강하다고 말할 수 있을 것인가?

칸나비디올의 급여화를 소리쳐 주장해왔던 중증뇌전증 환우들과 그 부모들의 피를 토하는 절규는 어디에서도 메아리조차 울리지 못하고 있다. 이런 현실이 안타깝다.

# 심평원을 폭파하세요

"심평원을 폭파하세요."

내가 요즘 진료실에서 환자들의 부모에게 하는 말이다. 오래되지 않은 과거, 한 보호자가 보건복지부 보험 급여과에 강력하게 항의했다. 아이는 아주 어려서부터 뇌전증으로 한 달에도 수십 회 이상 발작이 반복되던 아이였고, 당시 사용할 수 있는 모든 약을 고용량으로 쓰고 있음에도 발작이 조절되지 않았다. 쉽지 않은 케톤 식이와 미주신경 자극 치료까지 모든 방법을 다 사용했음에도 조절되지 않던 발작이 프랑스에서 개발되어 희귀의약품으로 사용되기 시작한 '디아코밋(스티리펜톨)'이라는 약을 같이 사용하면서 발작 횟수가 현저하게 줄어들었다. 한번 시작되면 대경련 발작을 한꺼번에 몰아서 끊임없이 반복하던 아이를 입원과 함께 지켜보고 있어야만 하던 부모에게는 구세주와 같은 약이었다.

문제는 약값이었다. 한 달 약제비가 300만 원 정도로 비쌌는데, 아이가 앓고 있던 드라베 Dravet 증후군* 이 희귀-난치성 질환으로 등록되면서 약값의 10%만 부담하면 되어서, 어렵지 않게 약을 복용할 수 있었다. 아이는 자라서 18세가 넘었고, 이 약제는 소아에서만 사용하는 것으로 기준이 정해져 있었다. 18세가 넘는 시기 이후에는 보험 적용이 안 된다는 청천벽력과 같은 통보를 심평원으로부터 받았다. 수많은 사정과 항의를 했음에도 받아들여지지 않았다.

아이의 부모는 말도 안 되는 기준을 지킬 수밖에 없다는 보험 급여과에 항의했고, 받아들여지지 않자 "복지부 보험 급여과를 폭파하겠다."라고 절규하였다. 실제 이 아이의 아버지는 북파공작원 출신으로 폭탄 제조 능력을 보유하고 있었다. 늦은 결혼에 유일하게 얻은 자식이라, 아이가 잘못되면 부모 모두 살아갈 희망이 없다고 생각하는 절박한 마음을 가지고 있었다. 그러던 어느 날, 아이의 부모가 진료실에 환하게 웃는 모습으로 나타나서 "복지부에서 다른 보호자들에게는 이런 이야기를 하지 말라는 당부와 함께, 우리 아이가 디아코밋을 쓰는 것은 예외로 인정해주겠다는 답변을 받았다."고 했다. 부모에 대한 뒷조사를 다 해보고 나서 그렇게 결정한 듯하다고 하였다. 아이는 오래된 질병을 견디지 못하고 간경화증과 다른 신체 기관 합병증으로 얼마 전 하늘나라로 떠났지만, 부모님은 그동안 아이를 지켜주기 위해 같이 애썼던 필자에게 한없는 고마움을 눈물로 보여주었다. 이 아이의 부모같이 뇌전증으로부터 아이를 지켜내려고 하는 부모의 마음은 절박하다.

최근 대마씨유에서 추출한 '칸나비디올(에피디올렉스)'이라는 약제의 경우에서도 똑같은 상황이 반복되고 있다. 한국에서는 마약으로 분류되어 일반인들의 사용이 불가능한 대마씨유에서 환각을 일으키는 '테트라-하이드로-칸나비놀THC' 성분을 제거하고 중독성이 없는 칸나비디올 성분만 추출해서 사용하자, 다른 약제로 전혀 조절되지 않던 소아 뇌전증 환자들의 증세가 기적처럼 개선됐다.

대마씨유에서 환각 성분을 완벽하게 분리하는 과정에 고도의 기술과 노력이 들어간다는 이유로 에피디올렉스의 약값은 월 150만 원, 체중이 많이 나가는 아이의 경우에는 월 300만 원에 달한다. 문제는 심평원에서 만들어 놓은 보험 적용 기준이다. 고가의 약제인

만큼 가급적이면 보험 적용이 되지 않도록 합리적이지 않은 기준을 만들어 놓고, 환자들에게 그 기준을 강요하고 있다.

칸나비디올(에피디올렉스) 사용에 보험 적용을 받으려면, 대표적인 난치성 뇌전증으로 알려진 '레녹스-가스토 증후군'과 '드라베 증후군' 환자이어야만 한다. 또한 이 약을 쓰기 이전에 심평원에서 지정한 약제 목록 중 최소한 다섯 가지 약제로 치료를 받았어야 한다. 치료 시작 이후에 발작이 50% 이상 줄지 않아야 하고, 소아 환자에게 '클로바잠'이라는 약도 반드시 동시에 사용해야만 인정된다. 그런데 클로바잠은 소아 환자에게 호흡기 부작용으로 폐렴을 쉽게 유발할 수 있고, 기운을 많이 처지게 한다. 이 클로바잠 약물 사용은 국제학회나 여러 나라에서는 권장하지 않는다. 미국뇌전증학회에서만 권고 사항으로 추천한 약제인데, 한국에서는 이를 반드시 지켜야 하는 기준으로 정한 것이다.

사정이 이러하니 보험 급여가 인정되지 않는 황당한 사례가 끊이지 않고 보고된다. 이미 기존의 약으로 발작 증세가 50% 이상 조절됐다는 이유로, 부작용이 심각한 클로바잠을 사용하지 않았다는 이유로, 규정된 약물치료가 아닌 다른 치료(수술이나 케톤 식이)는 해당이 안 된다는 이유로, 국소 뇌전증이 2차적으로 레녹스-가스토 증후군으로 진행된 환자임에도 레녹스-가스토 증후군이 '전신 뇌전증'이기 때문에 해당 사항이 안 된다는 이유로, 보험 급여가 인정되지 않는 것이 현실이다. 칸나비디올을 먹기 시작하면서 건강이 회복되고 있던 아이들에게 더는 급여로 약을 사용하지 못한다는 소식을 전하면서, 보호자에게 "심평원을 폭파하세요."라는 말을 함께 전하고 있다.

심평원은 여러 순기능이 있음에도 불구하고, 최고의 목표가 보험 재정을 보호하는 데 있는 듯하다. 외국인 진료를 위해서 엄청난 비용을 사용하더라도, 자체 홍보용 광고를 위해서 프라임 타임에 엄청난 비용을 들여 광고 지출을 하더라도, 정치적 목적으로 우선순위에 들게 된 여러 질환의 보험 지원에 큰 비용을 지출하더라도, 근본적으로는 보험 지급을 제한하는 여러 장치를 만들어 환자들의 피눈물을 담보로 재정을 지키고자 애쓴다.

칸나비디올의 보험 인정 기준을 만드는 과정을 보면, 보다 덜 전문적인 성인 신경과 의사가 위원장을 맡고, 보다 더 전문적인 소아 신경과 의사의 의견을 '비용 부담이 추가로 발생한다'는 이유로 배제한다. 그 결과 보험 재정에 도움이 되는 쪽으로 더 엄격한 기준을 세우고, 그러한 기준으로 약제비를 최대한 삭감한다. 기준의 완화를 위해 끊임없이 요구하는, 보다 더 전문적인 집단의 목소리를 계속 외면하는 지금의 행태가 그 나름의 피눈물 나는 심평원의 노력이다. 실제로 현장에서는 이보다 더한 일들이 훨씬 더 많이 일어나고 있고, 이에 대한 부작용은 병을 앓고 있는 환자들과 보호자들의 피눈물로 귀결된다. 목소리가 약하고, 표가 많지 않고, 폭탄 제조 능력도 없는 수많은 환자의 절규는 이대로 방치될 수밖에 없는 것인지 다시 묻고 싶을 뿐이다.

---

* 유아기 뇌전증의 일종으로, 대부분 생후 1년이 지난 시점에 발병한다.

# 마약 퇴치와 올바른 약물 사용

### – 2022년 마약퇴치의 날 국민훈장 동백장 수상의 글

인류 역사를 돌이켜 보면 마약에 중독되고 말초적인 쾌락에 깃들게 될 때 쇠락의 길로 접어든다. 대표적인 예로 영국과 청나라의 사례가 있다. 영국이 청나라에 아편을 수출하고 청나라인이 아편에 맛을 들이면서 청의 국력은 급격히 쇠약해졌고, 아편 전쟁에서 패배하여 국토 일부를 영국에 양도했다.

마약 문제는 개인에게 심각한 폐해를 가져온다는 점에서 매우 중대한 사안이다. 마약은 정상적인 사고를 방해하고 환각을 초래하여 현실감을 떨어뜨린다. 중독된 후에는 중단했을 때 발생하는 금단 증상을 견디기 어려워 다시 투약하여야만 안정을 찾을 수 있다. 결국 약물을 구하기 위해 온갖 불법과 경제적 손실을 감수한다.

1970년대의 이른바 '대마초 사건'은 유명 연예인들이 대마초 문제에 연루되어 대중문화를 초토화할 만큼 심각한 영향을 준 사건이었다. 이로부터 반세기가 지나면서 대마는 미국의 일부 주에서 합법화되기 시작하였고, 이 추세는 캐나다와 미주 내 많은 지역으로 확산 중이다.

우리가 이미 알고 있는 '모르핀'은 아편에서 추출한 마약이지만, 의학적으로는 통증의 완화를 위해 적절하게 사용되고 있다. 의학적인 치료 목적을 확실히 가지고 있다면, 마약이라도 이미 의료 수단으로 사용되고 있는 것이다.

최근 대마씨유에서 추출한 칸나비디올(에피디올렉스)이라는 약제 역시 의학적으로 매우 중요한 효과를 가지고 있다. 한국에서는 아직 마약으로 분류되어 사용이 불가능한 대마씨유에서 환각을 일으키는 테트라-하이드로-칸나비올 성분을 제거하고, 중독성이 없는 칸나비디올 성분만 추출해서 사용하자 다른 약제로 전혀 조절되지 않던 난치성 뇌전증 아이들이 기적적으로 호전되는 경우들이 있다. 실제 하루에도 수십 차례 이상의 발작과 이로 인한 후유증으로 지적 장애까지 진행된 뇌전증 환자 중 칸나비디올 복용 후에 거짓말처럼 회복되는 환자들을 진료 현장에서 목격하고 있다.

난치성 뇌전증 아이들은 한꺼번에 4~5개의 약을 복용하는 데도 발작이 멈추지 않는다. 이런 아이들 중에 칸나비디올 사용 후에 발작이 완전히 멈추고, 항뇌전증 약제를 모두 중단하는 경우도 있다. 발작이 멈춘 아이들은 놀랄 정도로 지능이 회복된다. 이런 아이들이 칸나비디올을 사용하지 못했다면, 그 아이는 심각한 지적 장애로 한평생 누워서 지낼 수밖에 없는 극심한 장애를 운명으로 받아들여야 했을 것이다. 그런데 현재 치료용 칸나비디올의 약제비는 매우 비싸다. 대마씨유에서 환각 성분을 완벽하게 정제하는 과정에 고도의 기술과 노력이 들어가는 이유로, 이 약제의 약가는 월 100만 원이고 체중이 많이 나가는 아이의 경우에는 월 300만 원까지 부담한다. 다행히 보험 적용이 가능하지만, 심평원이 만들어 놓은 보험 인정 기준은 칸나비디올이 마약에서 유래된 약제이고 고비용이라는 이유로 사용 문턱을 비합리적으로 높였다.

칸나비디올의 항뇌전증 효과는 이미 세계적으로는 난치성 국소 뇌전증에도 입증되고 있다. 최근 세계보건기구who에서도 칸나비디올을 재분류하여, 임상에서 쉽게 사용될 수 있도록 마약 분류에서 제외하였다. 뇌전증 치료제로써 이미 많은 환우에게 치료의 희망을 주고 있고, 향후 발생할 극심한 장애를 예방할 수 있는 약제가 과거 마약으로 분류되었었다는 이유로 제약을 받지는 않았으면 한다. 이것이 뇌전증을 앓고 있는 환우들과, 그 병을 앓는 자녀를 둔 모든 부모의 마지막 소망이다.

마약의 불법적인 사용은 반드시 근절되어야 한다. 그러나 다른 한편으로 환자들의 건강을 위해 꼭 필요한 합법적인 사용은 반드시 보장되어야 한다. 이를 가능하게 하기 위해서 과학적 근거와 검증을 바탕으로 철저한 관리가 이루어지는 선진화된 시스템이 반드시 확립되어야 한다.

# 뇌전증 지원법 제정 촉구의 글

한국에서 뇌전증 환자의 수는 대략 37만 명이다. 이는 약 100만 명 정도로 추정되는 치매와 50만 명 정도로 추정되는 뇌졸중 관련 환자에 비해 적지 않은 숫자이고, 만성 뇌질환 중에는 3번째로 많다. 뇌전증은 장기적인 전문 의학적 치료가 필요하다는 점에서 의료 기반 확충과 전문 치료 영역에 대한 지원이 절실하게 필요하다.

다른 질환과 달리 뇌전증 환자들은 자신의 병을 스스로 드러내려고 하지 않는다. 일반인이나 국가 보건 정책을 담당하는 복지부 관계자들도 뇌전증 환자의 전체 숫자에 깜짝 놀랄 정도로 이런 상황이 잘 알려져 있지 않다.

세계보건기구who는 2022년에 '뇌전증은 국가가 관리하여야 할 질환'이라는 성명을 발표했다. 국가 보건 체계 안에서 적극적인 관리 체계를 만들어야 환자들이 다양한 방면으로 겪고 있는 어려움을 해결하기 위한 국가 예산이 투입되고, 환자들이 가지고 있는 어려움을 해결할 수 있는 사업들이 진행될 수 있다. 그런데 한국에서 뇌전증의 사회적 인식 개선을 위해 투입되는 예산은 1억 원도 되지 않는다. 뇌전증은 의료적 관리도 필요하지만, 사회적 편견이나 무지에서 기인하는 불이익이 훨씬 더 큰 어려움을 초래한다.

뇌전증 지원법은 뇌전증을 앓는 많은 환자에게 다양한 지원을 국가가 책임지고 시행할 수 있는 토대가 되는 법적인 근거를 만드는 법이다. 복지부 장관을 포함한 학회, 협회 등의 전문가들이 실제로 환자들이 겪는 현실적 어려움을 해결해가는 교육, 복지, 상담과 진료 문제까지 체계적인 관리를 할 수 있도록 만들어 가는 토대가 되는 법안이다. 이 법안이 통과되면 국가 예산을 투입하여 환자들이 건강을 되찾을 수 있는 사업들을 추진하는 게 가능해질 수 있다.

## 뇌전증 지원법 제정 촉구 부산 지역 공청회 인사말(2019년 7월 6일)

안녕하십니까! 한국뇌전증협회 회장을 맡고 있는 세브란스 어린이병원 소아신경과 교수 김흥동입니다. 오늘 부산에서 '뇌전증 지원법 공청회'와 '부모 간담회'를 개최하게 됨을 매우 뜻깊게 생각하며, 바쁘신데도 불구하고 자리를 함께하여주신 여러분들을 진심으로 환영합니다.

특별히 '뇌전증 지원법'을 대표 발의해 주시고 오늘 행사에 참석하여 주신 김세연 의원님, 뇌전증 환우 복지 증진에 많은 관심과 노력을 기울여 주고 계시는 기장군수님, 우리나라 뇌전증 치료의 선구자 역할을 하여 오신 대한뇌전증학회 이병인 명예회장님을 비롯한 여러 교수님, 그리고 오늘 행사를 준비하여 주신 부산지역 환우부모회와 여러 회원분께 깊은 감사의 말씀을 드립니다.

아직도 우리나라에는 뇌전증을 향한 잘못된 시선과 편견들이 만연합니다. 환우와 가족들은 질병과 싸워야 하는 고통 이상의 더 심각한 어려움을 겪고 있습니다. 적어도 우리나라에 최소 30만 명 이상이 겪고 있는 이러한 아픔들에 대해, 이제는 우리가 그 짐을 함께 나눌 수 있는 성숙한 사회로 거듭나야 할 시점에 와 있습니다. 오늘 제가 강은영 작가의 수기집 《절망의 끝에서 웃으며 살아간다》라는 책을 들고 왔습니다. 이 책은 지극히 평범한 가정에서 아이가 뇌전증으로 진단된 이후에 가정이 어떻게 무너져내리는지에 대한 생생한 체험을 기록해 가고 있습니다.

제가 세브란스 어린이병원에서 근무하고 있지만 소아암, 심장병 등 뇌전증 이외의 어떤 다른 질병도 단란했던 가정을 이렇게 무너져내리게 하지는 않았습니다. 강 작가님께서 겪을 수밖에 없었던 경험을 다소간의 차이가 있더라도 여기 계신 모든 분께서 참아내고 극복하고 계시는 것을 잘 알고 있습니다. 뇌전증을 치료하고 있는 의사들이 이 자리에 함께하고 있는 이유이기도 합니다.

지금 이 순간에도, 선진 대한민국이라는 이름이 부끄러울 만큼 뇌전증 환자들에게는 사회안전망이 전혀 작동하지 않습니다. 뇌전증은 복지 사각지대에 숨어있는 거의 유일한 질환으로 남아 있습니다. 누구보다 사랑과 관심이 필요한 뇌전증 환우들은 아직까지도 병을 숨기며 살아가고 있습니다. 단 한 사람도 '내가 뇌전증이니까', '우리 아이가 뇌전증이니까'라는 말을 하며 당당하게 도움을 요청하지 않습니다.

WHO는 2015년 뇌전증을 국가가 관리해야 할 질환으로 규정하였습니다. 이제 국가가 나서야 할 때입니다. 이번 7월 3일 김세연 의원님을 비롯한 여러 의원님의 도움으로 '뇌전증 관리 및 뇌전증 환자 지원에 관한 법률'안이 국회에 발의되었습니다. 보건복지부가 우리 환우들의 피맺힌 절규를 외면하지 않기를 간곡히 부탁합니다. 이제 뇌전증은 국가가 관리해야 합니다. 우리 주변에서 볼 수 있는 아이들이 뇌전증 진단을 받으면 왜 절망의 끝을 경험할 수밖에 없는지, 이제는 국가가 알아보고 해결해 주어야 합니다. 우리 환우와 가족들도 국회에서 법안이 통과될 수 있도록, 그리고 정부에서 이 질환에 대한 관리를 소홀히 하지 않도록 모두 힘을 모아 눈을 부릅뜨고 지켜봐 주시고 큰 목소리를 내주셔야 합니다.

한국뇌전증협회는 대한뇌전증학회와 함께 '뇌전증 관리 및 뇌전증 환자 지원에 관한 법률안'이 통과될 수 있도록 최선의 노력을 다할 것을 약속드립니다. 여기 모이신 여러분과 전국의 뇌전증 환우 여러분, 그리고 그 환우들을 사랑하는 가족들과 모든 국민 여러분. 우리 모두 마음을 합하여 뇌전증 지원 법률안이 국회를 통과하고, 이를 통해 국가의 체계적인 관리가 이루어질 때까지 끝까지 지켜봐 주시고, 뜨거운 지원과 참여를 해주시기를 다시 한번 부탁드립니다.

감사합니다.

## 국회 보건복지위 뇌전증 지원법 제안 설명
### 주제 발표(2019년 11월 17일)

안녕하십니까! 저는 연세의대 세브란스병원 소아신경과에서 뇌전증 아이들의 진료를 담당하는, 한국뇌전증협회 회장 김흥동입니다. 우선 40만 뇌전증 환우들과 그 가족들의 애끊는 마음을 모아서, 뇌전증 지원법에 대한 공청회 자리를 마련해주신 보건복지위 모든 의원님, 본 법안을 발의해 주신 30분의 의원님, 특히 대표 발의를 해주신 김세연 복지위원장님, 그리고 이 자리에 함께 자리하여주신 보건복지부 담당자분들께 깊은 감사의 인사를 드립니다.

'뇌전증 지원법' 제정의 필요성에 대해 말씀드리기에 앞서 먼저 두 개의 동영상을 보여드리겠습니다. 뇌전증으로 고통받는 환우들과 그 가족들이 겪는 아픔을 잘 대변해주는 영상들입니다. 우리 환우들은 단 한 번의 발작으로 신체 상해 또는 사고의 위험에 노출됨과 동시에 청소년 시기에는 친구 관계 단절, 성인의 경우 취업 거부나 해고, 이혼과 같은 차별과 편견에 평생 시달리고 있습니다. 이에 따른 불안과 우울증은 사회 활동 위축과 자살 위험의 증가로 연결되고 있습니다.

뇌전증 환우들은 잘못 알려진 편견에 의해 교육, 복지 현장에서 흔히 소외되고 있습니다. 이곳에 소개한 실제 사례와 같이, 어린이집 및 유치원의 입학 거부, 수능과 같은 시험 현장에서의 차별, 주간 보호 센터나 장애인 거주 시설 이용에 대한 입소 제한 등은 21세기의 선진 대한민국에서 이루 꼽을 필요조차 없이 흔하게 발생합니다. 특히 고용 현장에서 과학적이지 않은 막연하고 과도한 우려 때문에 취업 기회가 박탈되거나 해고되는 일이 일상에서 빈번히 발생합니다. 이러한 현실이 병을 알리지 못하고 숨기는 큰 원인으로 자리잡고 있습니다.

우리나라의 고용정책기본법 제7조에 '병력을 이유로 차별하면 안 된다'는 조항이 있고, 상당수의 뇌전증 환우는 자신의 증상을 잘 조절하여 직무를 수행할 수 있음에도 불구하고, 1960년대에 제정되어 현재까지 이어진 '공무원 채용 신체검사 규정'의 뇌전증 조항은 취업에서의 차별 근거로 쓰이기도 합니다. 이러한 차별은 본 법안 16조의 법적 보장이 만들어지지 않는다면 앞으로도 오래 지속될 것으로 생각됩니다.

지금까지 대한뇌전증학회와 한국뇌전증협회는 이러한 편견과 차별을 극복하기 위해 (간질이라고 알려져 있던 병명을 뇌전증으로 수정하는 등) 무수한 노력과 활동을 하여 왔음에도 불구하고, 현실적으로는 단 한 발자국도 앞으로 나가지 못하였습니다. 이러한 이유는 기존 법률이 가지고 있는 한계, 그리고 뇌전증 환우에 대한 낙인, 편견, 차별이 사회에 너무나 뿌리 깊게 박혀 잘못된 사회적 인식이 만연하기 때문입니다.

따라서 정부의 체계적인 지원이 없이는 실현 불가능한 것으로 판단하고 있습니다. 뇌전증 환우들이 우리 국민의 한 사람으로서, 질병을 이유로 차별받지 않고, 최소한의 권리를 보장받기 위한 법률 제정이 시급하게 필요합니다. 2015년 WHO는 '뇌전증은 국가가 관리해야 할 중요 질환'이라는 선언하였고, 각 국가의 보건행정부에 이의 실현을 위해 노력해달라는 메시지를 전달하였습니다. 이미 선진국에서는 국립 뇌전증 전문센터 혹은 병원을 운영하거나 기존 의료 기관과의 유기적 협력 시스템을 활용하여 환자들의 건강회복과 사회적 인식 개선 사업을 체계적으로 시행하고 있습니다. 그릇된 사회 인식, 기나긴 유병 기간, 일반인들의 인식 부족, 뇌전증에 대한 맞춤형 정보 부재, 치료 시기를 놓쳐 장애 정도가 갈수록 심각해지는 현실, 대책이 전무한 채 방치된 환우들의 심리정서, 복지 지원 등의 문제를 해결할 수 있는 유일한 대안이 바로 뇌전증 지원법이라 생각합니다.

또한 뇌전증은 우리나라 전체 인구 중 40만 명이 앓고 있는 매우 흔한 질환임에도 환자 대부분이 투병 사실을 숨기고 있습니다. 사회 안전망이 작동하지 않는 복지 사각지대에 놓여 고, 장기간의 유병 기간에 따르는 의료비와 기회비용의 증가로 가족 전체가 경제적 취약 계층으로 추락하거나 가정이 붕괴하기도 합니다. 저희가 진료 현장에서 이러한 일을 흔하게 접할 만큼 심각한 사회 · 경제적 부담이 발생하고 있는 상황입니다.

뇌전증 지원법은 법안에서 밝힌 바처럼 국가적인 관리 체계를 통해 뇌전증 의료 및 복지 향상을 골자로 삼고 있습니다. 여기에 보여 드리는 소크라테스, 율리우스 카이사르, 알렉산드로스 대왕, 나폴레옹, 도스토옙스키, 고흐, 베토벤, 알프레드 노벨은 뇌전증으로 고통을 받았으나 인류 역사에 큰 자취를 남긴 인물들입니다. 21세기의 대한민국에서도 뇌전증을 앓고 있는 환우들이 뛰어난 인재들로 성장할 수 있도록, 그리고 뇌전증 환우들이 질병 이외의 다른 요인들로 차별받는 일이 더는 일어나지 않도록, 여러 의원님의 도움이 절실합니다.

감사합니다.

## 2023년 세계뇌전증의 날(23.02.13.) 개회사

안녕하십니까? 한국뇌전증협회 회장을 맡고 있는 세브란스 어린이병원 소아신경과 교수 김흥동입니다. 오늘 세계뇌전증의 날 기념식에 참석해주신 뇌전증 환우와 가족 여러분, 그리고 내외 귀빈 여러분께 깊은 감사의 말씀을 드립니다.

세계뇌전증의 날은 매년 2월 둘째 주 월요일에 국제뇌전증협회와 국제뇌전증퇴치연맹이 전 세계 120개 국가의 뇌전증 관련 단체와 함께 각 국가의 뇌전증 환우들의 건강과 권익 보호를 촉구하는 기념일로 정한 날입니다. 우리나라에도 약 37만 명의 환우들이 뇌전증으로 진단을 받아 치료를 받고 있습니다. 37만 명은 강원도 원주시 전체 인구보다도 많은 숫자입니다. 환우 한 명당 고통을 분담하는 가족을 4명으로 계산하면 모두 150만 명으로 이는 대전 전체 인구와 맞먹는 숫자입니다. 이렇게 적지 않은 환우들과 가족들은 뇌전증 진단을 받는 순간부터 치료를 받는 기간 동안 치료의 어려움뿐만 아니라 사회적인 편견과 맞서야 하는 2중의 어려움을 감당하고 있습니다. 선진 의료의 발달로 많은 수의 환우는 적절한 치료를 받고 있지만, 그분들이 감당하는 사회적 어려움은 그대로 방치되고 있는 상황입니다.

37만 명에 달하는 우리의 소중한 국민은 아직까지도 뇌전증을 앓고 있다는 사실을 숨기고, 부끄러움에 좌절합니다. 직장에서 발작이 발생하면 해고되고, 능력과 관계없이 취업 경쟁에서 탈락하고, 배우자를 만나기도 힘들고, 결혼 생활을 유지하기도 어렵고, 쉽게 이혼당하고, 장애가 있어도 정부의 도움을 받지 못하고, 유치원이나 보육 시설도 이용하지 못합니다. 무엇보다도 환우들의 건강을 위해 필수적인 적정한 수준의 치료도 잘 받지 못하는 상황이 계속 나타나고 있습니다. 뇌전증을 앓고 있으면서도 세계 역사에 큰 업적을 남긴 소크라테스, 율리우스 카이사르, 나폴레옹, 도스토옙스키, 베토벤, 고흐, 알프레트 노벨, 토머스 에디슨과 같은 위인들이 지금의 대한민국에서 태어난다면, 심리적으로 위축되고 사회적으로 소외되어 심각한 심리적 부담을 숙명으로 받아들였을 겁니다. 이런 모든 제약을 극복하고 위인으로 성장할 수 있을까 고민하면, 21세기 대한민국 국민으로서 참담한 생각만 들 뿐입니다.

세계보건기구는 2015년 '뇌전증은 국가가 관리해야 할 중대 질환'으로 선포하고, 각국의 보건 담당 부서에 이를 적극적으로 지켜줄 것을 촉구한 바 있습니다. 우리나라에도 뇌전증 환우들의 건강과 권익을 향상하기 위한 법안이 국회에 상정되어 있습니다. 이 법안이 통과되지 않으면, 우리나라 뇌전증 환우들의 건강권과 권익은 지금 상태로 방치된 채 앞으로 10년 또는 20년이 다시금 흘러갈 것입니다. 37만 명이나 되는 우리의 국민이 뇌전증을 앓고 있다는 이유만으로 정상적인 사회의 일원으로 살아가기가 힘들다면, 과연 정상적인 나라인지 한 번 돌아보시기를 바랍니다.

오늘 세계뇌전증의 날을 맞이하여 뇌전증을 국가가 직접 관리하는 체계가 뇌전증 지원법안에서 만들어지기를 다시 한 번 촉구하면서, 오늘 행사에 참여해주신 모든 분께 심심한 감사의 인사를 드립니다.

감사합니다.

# 뇌전증 환자를 위한 공공 의료 관리

코로나19 팬데믹을 견디는 동안 코로나19 감염으로 사망한 사례도 많지만, 다른 응급 환자들이 진료를 제대로 받지 못해 사망하는 경우 역시 적지 않았다. 코로나19 팬데믹이 한참 기승을 부리고 있던 시기에 안타까운 사연이 있었다. 필자가 치료하고 있는 소아 환자의 큰아버지였는데, 역시 뇌전증을 앓고 있었다. 어느 날 갑자기 그에게서 경련이 발생하였다. 경련이 멈추지 않아 119에 연락하고 응급실로 이송하는 과정에 여러 병원이 병상 사정상 받기가 어려워, 이곳저곳을 돌다가 1시간이 넘어서 병원에 도착했다. 이때부터 응급조치를 시행하고 중환자실로 옮겼으나 의식을 회복하지 못하고 결국 사망했다. 큰아버지의 죽음으로 유가족은 무척 상심했다. 무엇보다도 이런 일이 아이에게도 일어날 것을 걱정했다.

뇌전증은 우리 사회에서 환자들이 아직 드러내지 못하고 감추고 있는 거의 유일한 질환이다. 환우들에게는 이 질환이 주변에 알려지면서 닥치게 되는 사회적 편견이나 선입견들을 감당할 능력이 없다. 전체의 70%에 이르는 뇌전증 환우들은 약물치료를 통해 발작이 거의 완벽하게 억제된다. 약물 복용이 불규칙하거나 건강 관리가 잘되지 않았을 때 발작이 발생한다고 하더라도 1년에 3~4회 정도, 발작 시간도 대략 2~3분 정도다. 1년에 10분도 안 되는 증상 때문에 일 년 내내 심각한 심리적 부담을 겪고 있는 상태로 방치되고 있는 것이다. 다른 모든 만성 질환들과 같이 자신의 병을 밝히더라도 사회적인 불이익이 전혀 없고, 발작이 발생하였을 때 주변의 도움을 받을 수 있다고 하면, 뇌전증 환자가 이를 밝히지 못할 이유가 없다. 실제 선진국에서는 본인이 뇌전증 환자임을 알리고 발작이 발생하면 구체적으로 필요한 도움이 무엇인지 알려주는 표식을 팔찌 또는 목걸이 형태로 착용한다. 한국인이 '뇌전증'에 얼마나 무관심한지는 웃지 못할 사연으로도 알 수 있다. 뇌전증 환자가 길거리에서 경련을 하자 사람들이 모여 심폐소생술을 시행한다. 뇌전증으로 인한 발작은 그 증상이 끝나면서 의식도 회복되기 마련인데, 사람들은 심폐소생술로 목숨을 구했다고 착각하고는 선행 표창을 받았다는 소식이 뉴스로 나온다.

WHO는 뇌전증을 국가가 관리해야 할 중요한 질환으로 선포하고 각국의 보건 담당 행정부서에 이를 촉구하는 성명을 발표하였다. 우리나라 뇌전증 환우들의 권익을 위해 활동하는 한국뇌전증협회도 국제뇌전증 협회의 한국지부로서 함께 참여했다. 정부가 손을 놓고 있는 사이에 뇌전증 환우들의 건강을 책임지고 있는 한국뇌전증협회는 대한뇌전증학회와 더불어 정부를 상대로 지난 20여 년간 끊임없이 관심을 촉구해왔다. 과거에 '간질'로 불렸던 질환명을 과학적인 용어인 '뇌전증'으로 바꾸었고, 뇌전증을 둘러싼 사회적 편견을 극복하기 위해 방송, SNS, 국회 청원 등 지속적으로 활동했다. 그러나 지금까지의 변화는 미미하다. 환우들이 이 질환을 감추지 않고 알리면서 건강한 사회의 일원으로 살아가는 세상이 되기 위해서는 정부가 직접 예산을 편성해 이 질환을 시민 사회에 정확히 알리고 교육해야만 가능하다. 이것이 그동안의 활동에서 체득한 결론이다.

제21대 국회에는 뇌전증 환우들의 건강을 정부가 관리하도록 제도화하는 법안이 상정되어 있다. 국민의힘 강기윤 의원이 대표 발의한 법안과 더불어민주당 남인순 의원이 대표 발의한 법안이 함께 계류 중이다. 협회는 이 법안 통과에 모든 역량을 집중하고 있다. 뇌전증이 치매, 심뇌혈관 질환, 자폐-발달 장애, 희귀질환 등과 같이 법률적 기반을 통해 지원되지 못한다면 우리나라의 후진적인 뇌전증 질환 관리는 앞으로도 변하지 않을 것이다. 37만 명에 달하는 우리의 소중한 국민이 뇌전증을 앓고 있다는 사실 자체를 계속 부끄러워하고, 숨기고, 좌절하고, 어쩌다 발작이 발생하면 직장에서 해고되고, 능력과 관계없이 취업에서 탈락하고, 친구들과 함께 어울리지 못하고, 연인을 만나지 못하고, 결혼하지 못하고, 일방적으로 이혼당하고, 장애를 가지고도 정부의 도움을 받지 못하고, 유치원이나 보육 시설도 이용하지 못하고, 무엇보다도 환우들의 건강을 위해 필수적인 적정한 수준의 치료도 잘 받지 못하는 상황이 계속 이어질 것이다. 37만 명이나 되는 인원이 질환을 앓고 있다는 이유만으로 공동체의 구성원으로 살아가기 어려운 나라가 정상적인 나라인지 한번 돌아보았으면 좋겠다.

뇌전증을 앓았다고 추정되면서도 동시에 세계 역사에 큰 업적을 남긴 소크라테스, 율리우스 카이사르, 알렉산드로스 대왕, 나폴레옹, 도스토옙스키, 베토벤, 고흐, 알프레드 노벨, 토머스 에디슨과 같은 위인들이 지금의 대한민국에서 태어난다면 어떻게 될까. 심리적으로 위축되고, 사회적으로 소외되며, 심적인 부담을 숙명처럼 떠안고 살아가면서, 이런 모든 환경 제약을 뚫고 위인으로 성장하고 업적을 남길 수 있을까? 고민을 거듭할수록 그저 참담한 생각만 들 뿐이다.

그렇지만 우리 사회도 소수의 희귀질환을 앓는 환자들에게 따뜻한 관심을 가지는 선진 사회로 점차 변화하고 있다. 37만 명이나 앓고 있는 뇌전증 환우들에게도 적어도 같은 국민의 지위에 걸맞은 관심과 배려, 그리고 맞춤형 지원이 절실하다. 우리나라에도 뇌전증을 앓고 있는 환자가 자신의 능력에 따라 사회에 공헌할 기회를 줄 수 있도록, 이 질환에 대한 편견이나 무지가 타파되어야 한다. 이를 위해서라도 국민 보건을 책임지고 있는 정부가 나서서 직접 뇌전증 환자들을 지원해야 한다. 그렇지 않으면 앞으로 10년, 20년이 지나도 똑같을 것이다. 뇌전증이 공공의료로 국가에서 관리되어야 하는 이유이기도 하고 뇌전증 지원법이 반드시 입법되어야 하는 이유이기도 하다.

## 한국뇌전증협회에 관하여

한국뇌전증협회는 뇌전증을 앓고 있는 모든 환우의 치료와 권익 보호를 위해 활동하는 단체다. 한국뇌전증협회는 1965년 인천기독병원에 의사로 부임한 '로빈슨 선교사'가 국내 기독의사회와 함께 설립한 '장미회'를 뿌리로 하고 있다. 당시에는 환우들이 변변한 약물치료도 받지 못하여, 환우들이 경련을 일으키는 것이 길거리에서 흔히 목격되곤 했다. 로빈슨 선교사의 헌신적인 활동으로, 구하기 어려웠던 항경련제를 공급받아 전국 각지의 교회에서 의사들을 통해 약을 제공했고, 한때는 6만 명이 넘는 환우들이 혜택을 받았다. 1990년대 후반부터 뇌전증 치료 방식이 획기적으로 발전하면서, 대부분의 환우는 제도권 치료를 이용했다. 이에 장미회는 '환우들의 권익 개선과 사회적 편견 극복'이라는 절실한 요구를 충족할 수 있는 단체로 거듭나기 위해, 2014년 '(사)한국뇌전증협회'로 재탄생하여 오늘에 이르렀다.

한국뇌전증협회는 국제뇌전증협회의 한국 지부로, 세계적으로 만연한 뇌전증 환우들을 향한 편견과 낙인을 극복하고 환우들의 건강과 권익을 증진하고자 함께 활동하는 국내 유일의 단체이다. 현장에서는 진료만으로 환우들이 겪고 있는 어려움을 모두 해결할 수 없다. 이를 경험한 많은 전문 의료진이 아무 대가 없이 헌신적으로 참여하여 함께 이끌어 가고 있는 봉사 단체라는 점이 협회의 큰 강점이라 할 수 있다. 진료 현장에서 해결하지 못하는 환우들의 어려움을 공익적으로 해결하려는 운영진들의 헌신이 한국뇌전증협회를 이끄는 동력이다.

한국뇌전증협회의 목표는 협회의 슬로건처럼 '뇌전증을 앓고 있는 환우들이 질병이 있다는 이유로 차별받거나 소외당하지 않고, 당당하게 치료받고 건강한 사회의 일원으로 살아가는 세상을 만드는 것'이다. 이를 위한 숙원사업으로, 뇌전증 지원법의 통과 및 전문병원의 설립이 뒷받침되어야 한다. 이를 달성해야 지속 가능한 환경 변화가 일어날 수 있을 것이라 생각한다.

WHO의 선언처럼 뇌전증을 국가가 관리하는 시스템이 하루빨리 만들어져야 한다. 뇌전증 환자는 자기 질환을 떳떳하게 드러내지 못한다. 사회적인 편견이 오히려 부담이 될 것을 우려하는 분위기 때문에, 오늘날까지도 투병 사실을 숨기고 있는 거의 유일한 질환이라고 할 수 있다. 작은 의미의 건강은 질병으로부터의 자유지만, 큰 의미로서의 건강은 사회인으로 삶을 영유하는 것이라 할 수 있다. 뇌전증 환우들은 질병으로부터 자유를 얻을 수는 있어도, 사회적인 낙인과 편견으로 인해 건강한 일상을 누리지 못하고 있다. 필자를 포함한 수많은 뇌전증 치료 전문 의사가 직접 나서서 환우들의 권익 신장을 위해 노력하는 이유이기도 하다.

실제 뇌전증을 가지고 있는 환우들의 목소리는 아주 작다. 유병률이 가장 높은 시기인 소아 환자나 노년 환우들은 스스로 낼 수 있는 목소리가 거의 없고, 젊은 세대의 환우들은 병을 대부분 숨기고 지내기 때문에, 이들의 권익을 위해 스스로 내는 목소리는 작을 수밖에 없는 것이 현실이다. 또 아이들에게서 뇌전증이 발생하면 부모들이 아이들 치료와 돌봄에 전념하기 때문에, 도움을 요청하는 사회적인 목소리를 내는 것이 불가능하다. 아이가 뇌전증에 걸리면, 맞벌이 가정이 외벌이 형태로 변하면서 가계 경제가 위축되고 가정의 스트레스가 증가해서 가족 붕괴로 이어지는 경우를 실제 진료 현장에서 너무나 많이 목격했다. 이런 여러 이유로 뇌전증은 상대적으로 가시화가 덜 되었으며 그에 따라 뇌전증 환자들은 사회적 안전망에서 철저하게 소외된 채 방치되었다.

협회에서 이런 환우들을 대변해서 목소리를 크게 내려고 끊임없이 노력하고 있지만, 아직 뚜렷하게 변화되었다고 말하기가 어렵다. 3대 뇌 질환에 들어가고 파킨슨병보다 10배나 많은 사람이 앓고 있지만 뇌전증을 둘러싼 정부나 사회의 관심은 거의 바닥 수준이라고 할 수 있다. 이런 상황은 민간단체에서 아무리 노력해도 해결할 수 없다는 것이 현재 협회의 입장이다. 정부나 국가 단체가 직접 이 아픈 사람들의 어려움을 살펴주고, 이들의 눈물을 닦아주지 않는 한 해결 방법이 없다.

필자는 뇌전증 환자의 치료와 뇌전증 연구에 일생의 모든 시간을 쏟아부었다. 세브란스 의전(연세의대 전신)을 1950년도에 졸업하시고 의사로서 평생 한센병 환자들의 치료를 위해 헌신하셨던 선친 김계한 박사님의 삶이 필자의 삶 속에 녹아들어서, 헌신과 봉사의 마음을 항상 간직하고 살았다. 의사로서 환자들이 건강을 회복하는 순간순간의 귀한 경험과 그로부터 느끼는 보람이, 힘들어도 다시 열심히 진료와 연구에 임하게 만든 새로운 동력이었다. 의학을 선택한 이유도 다른 사람의 건강을 지키고 도움을 줄 수 있는 선한 직업이기 때문이었다. 소아과를 선택한 이유는 아이를 치료하여 더 많은 보람을 느낄 수 있었기 때문이었다. 소아과 중에서도 신경과를 선택한 이유는 장애를 앓는 아이들의 어려움을 해결하는 데에 도움을 줄 수 있을 것으로 기대했기 때문이다. 뇌전증은 신경계 질환 중에 환자 수가 가장 많고, 의학적인 치료가 가장 중요한 질환이었다. 바로 이 점이 필자가 뇌전증을 전공으로 선택한 이유라 할 수 있다.

작은 의미의 건강은 질병으로부터 벗어나는 것이지만, 큰 의미로서의 건강은 질병으로부터 벗어나 건강한 사회인으로 삶을 영유할 수 있도록 하는 것이라고 할 수 있다. 뇌전증 환우들은 질병으로부터 자유를 얻은 상태로 건강을 잘 조절하고 있으나 사회적으로 건강한 삶을 누리지 못하고 있다. 많은 뇌전증 치료 전문의사들이 직접 나서서 환우들의 권익 신장을 위해서 노력하고 있는 이유이기도 하다.

1990년대 초반은 뇌전증 진단과 치료 방법이 획기적으로 발전하던 시기였다. 1994년 미국 뇌전증 재단에서 선발하는 국제 교환 연구원으로 선정된 2년간은 필라델피아 소아병원에서 진료와 연구에 매진했던 기간이었다. 당시에는 우리나라의 뇌전증학이 워낙 낙후된 상태라, 선진국에서 할 수 있는 치료를 우리나라 아이들이 받지 못하는 일이 일어나지 않도록 하겠다는 생각으로 준비했다. 전공의 시절에 100일도 안 된 아이가, 할 수 있는 모든 치료를 시도했음에도 끊임없이 경련을 지속하는 것을 바라만 본 경험이 있다. 이런 아이들에게 건강을 찾아주기 위해 최선을 다하겠다는 다짐을 했었고, 지금도 그 다짐을 마음 한 곳에 매일 간직하며 살고 있다. 환자들이 건강을 회복하는 순간의 보람이야말로 연구와 진료에 전념하도록 이끌어준 또 다른 원동력이었다.

한국뇌전증협회의 협회장으로 재임한 현재의 목표는 뇌전증 지원법 통과이다. 지원법이 통과되면, 정부가 정부 예산을 편성해 뇌전증 진료의 표준화, 통계 및 연구 지원, 장애 돌봄 지원 등을 진행할 수 있다. 동시에 한국뇌전증협회는 환우들을 위해 실제로 필요한 부분을 자문하고 조율하는 활동을 할 수 있을 것으로 예상한다. 또한 아직도 불합리한 기준으로 운영되는 보험 급여 문제를 개선하고, 공공의료의 확충을 목표로 뇌전증 전문병원을 설립하기 위한 작업을 계획하고 있다. 무엇보다 협회장으로 재임하는 동안 한국뇌전증협회가 탄탄하게 자리를 잡아, 시간이 흐르더라도 뇌전증 환우들의 건강한 삶을 지원할 수 있는 기반을 확고히 만들어 가고 싶다. 환우들의 어려움을 해결할 수 있는 기관, 전화 한 통으로 질병의 어려움을 대신 해결할 수 있는 기관으로 인식될 수 있기를 바라며 조금씩 발전하고자 오늘도 노력하고 있다.

# 양화진에 가보신 적이 있습니까?

조선이라는 미지의 나라에 선교라는 사명 하나만을 가지고, 미국 대륙을 넘어 태평양을 항해해서 도착한 조선에서 선교의 사명을 다하다 이땅에 묻힌 많은 사람들. 때로는 아내와 자식을 여정에서 또는 조선 땅에서, 그 동안 접해보지 못했던 풍토병으로 잃으면서도 선교의 사명을 이어갔던 분들이 묻혀 있는 곳. 대한민국과 우리 땅의 백성들을 우리보다 더 사랑하다가 돌아가신 분들의 묘역에 남겨진 그 분들의 행적이 새겨진 비문을 읽으면 숙연함이 우러나지 않을 수 없다.

이 땅에 길거리에서 쓰러지며 경련을 하던 무수한 뇌전증 환우들의 치료역사도 로빈슨이라는 의사이자 선교사였던 한 미국인 의사의 사역으로부터 시작되었다.

로빈슨 선교사와 박종철 이사장님, 강우식 박사님, 김명호 교수님. 이 분들이 서울기독의사회와 함께 만드신 장미회는 갑작스레 찾아오는 경련에 무방비로 노출될 수 밖에 없었던 많은 뇌전증 환우들에게는 종교 이상의 구세주였다. 뇌전증 약을 구할 수 없었던 당시에, 해외 선교회로부터 약을 지원 받거나, 본인의 사재를 털어 구입한 약을, 각 지역의 교회와 지역 단체들에서 매주 한번 이상 진료소를 열어, 수 많은 자원 봉사 인력들과 함께 나누어주던 것이 우리나라 뇌전증 치료의 시작이었다.

뇌전증 환우들과 함께한 장미회는 제도권 의료가 보다 선진화된 치료를 제공하기 시작하면서, 그 사명을 제도권 의료에 넘겨주고, 지금은 한국뇌전증협회로 변신하여 환우들의 권익 증진과 사회적 편견을 해소하기 위한 사업에 전념하고 있다. 종교와도 같았던 장미회의 진료 역사를 생생하게 체험했던 적지 않은 수의 장미회 환우들은 아직까지도 그 울타리를 벗어나고 싶어 하지 않는다.

의과대학을 졸업하고 전공의로 환자 진료를 시작했던 1980년대와 1990년대의 의료 환경은 지금과 비교하면 열악하기 짝이 없는 원시적인 상태였다. 특히 뇌과학 또는 뇌전증 영역에서는 더 심했다. 치료 약이라곤 5가지가 전부였고, 이 약 쓰다가 안되면 다른 약으로 바꾸고, 그래도 안되면 같이 쓰고, 그렇게 많은 약을 써도 조절이 안될 때는 어쩔 도리 없이 방치할 수 밖에 방법이 없었다. 발작이 왜 생기는지, 뇌전증이 왜 생겼는지에 대해 확인 할 수도 없었고, 당시에 종이에 기록되던 뇌파검사로는 발작의 진단이 불가능한 경우도 많았다. 이 원시시대의 진료 수준을 바꾸기 시작한 진단과 치료법은 소아신경과 전공을 선택할 무렵에 시작되었다. 1980년대 후반에 MRI가 도입되고, SPECT, PET과 같은 영상 검사가 사용되기 시작하였고, 무엇보다도 디지털 기술을 활용한 뇌파 검사 장비가 보편화되고, 장기간 뇌파 검사가 시작되면서, 뇌전증의 진단과 치료 분야는 비약적으로 발전하였다.

기존에 쓰이던 약물 이외에 다양한 약물이 개발되기 시작해서 이제는 30가지 이상의 약물이 개발되어 있고, 케톤 식이 치료가 다시 사용되기 시작했으며, 뇌전증을 수술로 치료 하는 방법들이 발전하면서 과거에 어쩔 수 없이 지켜봐야만 했던 많은 뇌전증 환자들을 완치에 이르게 만드는 획기적인 성과들을 이루어 낼 수 있었다. 이런 시기에 뇌전증을 전공한 것이 행운이라면 행운이라고 할 수도 있다.

우리나라의 의료 수준이 떨어져서, 환자들이 선진국에서 받는 치료를 못 받는 일이 생기지 않게 하기 위해, 그리고 그 격차를 따라잡기 위해 최선을 다해 왔던 시간이 벌써 40년이 되었다. 이제 우리나라 뇌전증학의 치료 수준은 세계 어느 나라와 비교해도 뒤지지 않으며, 일부 분야에서는 세계를 선도해 가고 있다.

의사는 인류를 질병으로부터 자유롭게 하여, 인류의 건강 상태를 높이는 일을 하는 신성한 직업이다. 진료와 연구, 교육, 그리고 사회에 대한 봉사, 이 모두는 인류의 질병을 극복하고 건강을 향상시키는데 있어서, 어느 하나도 소홀히 할 수 없는 부분들이다.

의사로서, 그리고 세브란스 선배로서 우리나라 한센병(나병)을 퇴치하기 위해 일생을 바치신 선친 김계한 박사님께서 몸소 실천하신 삶의 궤적이 내 운명 속에 각인되어 있는 것을 느끼면서 살아왔다. 우리나라에 선교사 파송은 이를 받아들이도록 고종 황제를 설득하셨던 증조부이신 고균선생의 역할이 결정적이었다. 이 결과로 조선 땅에 파송되었던 알렌, 언더우드, 아펜젤러, 그리고 이루 나열하기 어려울 정도로 많은 선교사들에 의해 우리나라에 현대 교육과 의료가 접목되기 시작했고, 광혜원, 제중원, 세브란스병원, 연세대학교가 그 토대 위에 만들어질 수 있었다. 지난 40년의 시간 동안 이러한 토대위에서 의사로서의 사명을 이어갈 수 있었던 것은 우연이 아니었을 수도 있다는 생각이 든다.

의과대학을 졸업한 후 40년 동안 진정한 의사가 되기 위해 지금까지 외길로 달려왔던 것 같다. 아이들의 건강을 책임지는 의사로서, 그리고 장애를 갖고 사는 아이들을 돕기 위한 의사로서, 참된 의사가 되기 위해 무던히 노력해왔던 것 같다. 그리고 이제 나머지 인생은 아무런 구속 없이 자유롭게 봉사하면서 살 수 있어 행복할 것 같다.

이 책자에 담은 내용은 최첨단의 뇌전증학, 그리고 뇌과학적 지식을 토대로 일반인 그리고 환우들이 쉽게 이해할 수 있도록 기술하였다. 그리고 실제 환우들의 경험 수기를 통하여, 이런 발전된 의학 수준이 환자의 삶을 어떻게 변화시키는지를 공유하고자 하였다.

한 사람의 성취는 그 한 사람만의 능력만으로 이루어지지 않는다. 위에서 끌어주고, 옆에서 밀어주고, 그리고 아래에서 받쳐주는 주변의 여러 사람의 도움으로 팀을 만들어갈 때 가능해진다. 선한 뜻에 동참하여 지금까지의 오랜 시간 동안, 이 분야의 활동을 함께해 주었던 한국의 뇌전증 극복 드림팀의 모든 팀원들께 깊은 감사의 인사를 드린다.

세브란스 어린이병원 소아신경과 교수
한국뇌전증협회 회장
지은이 **김흥동**

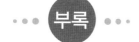

부록

# 환자들 이야기

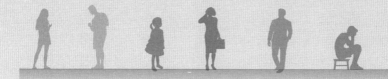

# 나에게로 와준 천사를 위하여

환자 A의 어머니

안녕하세요 저는 '알퍼스'라는 희귀 질환을 앓고 있는 28개월 천사 아기, A의 엄마입니다. A는 첫째를 낳고 9년 만에 어렵게 낳은 축복 같은 아이였습니다. 11개월까지 아무 문제없이 병원 한번 가지 않고 잘 컸는데 그 이후 급작스럽게 건강이 악화됐어요. 독감인 줄 알고 병원에 찾아갔는데 그게 가벼운 병이 아니었어요. 생후 13개월 만에 간 이식을 하게 되었고 얼마 지나지 않아 몇 차례의 뇌경색까지 왔지요. 뇌경색 이후 경기, 경련, 발작, 호흡 곤란 등이 이어졌어요. 게다가 폐렴까지 동반하여 병원에서 삶과 죽음의 경계를 왔다 갔다 했습니다. 급작스레 찾아온 병마에 A는 웃음과 애교마저 잃어버렸어요. 아이 얼굴을 보기 힘들었어요. 마치 삶의 끈을 놓고 싶은 아이처럼 아무런 반응도 없었습니다.

조금이라도 편안하게 아이를 하늘나라로 보내겠다는 심정으로 버티고 버텼습니다. 엄마인 제가 해줄 수 있는 것이라고는 가래로 힘들어 하는 아이의 등을 밤새 두드려 주는 것과 욕창이 생기지 않도록 수시로 몸의 위치를 바꾸어주면서 팔다리를 만져주는 것뿐이었습니다. 하지만 생사의 끝에서도 기적은 일어났습니다. 폐에 가래가 가득해 혼자 숨쉬기 어려워했던 A의 폐가 회복되기 시작했어요. 곁에서 한시도 쉬지 않고 두드렸던 게 도움이 되었던 것 같아요. 먹는 것이 안정되게 해결되고 나선 살이 붙기 시작했어요. 그러면서 손가락 하나 까닥하지 못했던 아이가 움직이기 시작했어요. 다른 사람들은 무어라 말할지 몰라도 저에게는 그런 회복의 모습들은 기적이나 마찬가지였습니다. 하루에도 백번씩 호흡이 멈췄던 A는 지금은 혼자 숨을 쉬고 있습니다. 물론 아직도 하루에도 몇 번 경기가 일어나긴 하지만 지난날을 돌이켜 생각해 보면 지금은 하루하루가 축복과 감사의 날들입니다.

가끔 A가 가장 힘들었을 때의 모습을 보았던 지인들이 제게 묻습니다. '어떻게 끝도 보이지 않았던 병원 생활을 잘 보낼 수 있었느냐'고 말입니다. 그리고 조심스럽게 덧붙여 물어오곤 합니다. '어떻게 마음을 잘 추스렸냐'고 말입니다. 아마 이 질문들은 저희 아이와 같은 병으로 고통받는 부모들도 받으셨을 것 같네요. 그에 대한 대답으로, 저는 그때의 일화 몇 가지를 정돈해보려고 합니다. 그게 이 글을 읽는 독자들에게도 작으나마 용기가 되리라 생각해서요. 부족하지만 몇 자 적어봅니다.

제일 먼저 죄책감에서 벗어나야 했어요. '내가 임신 중에 나쁜 생각을 했나?', '뭔가 잘못 먹었었나?', '막달까지 너무 일해서 아기가 힘들었었나?', '내 유전자가 이상한가?' 이런 질문들이 끊임없이 제 마음에 떠올랐어요. 아이가 아플수록 죄책감이 저를 흔들었답니다. 그 때문에 잠도 자지 못하고 잘 먹지도 못했어요. 하지만, 함께 병원 생활을 하던 한 엄마의 이야기가 저를 위로했습니다. 그분은 제게 이런 말씀을 해주셨어요.

하나님이 아기천사 A를 불러 이렇게 말씀하셨습니다.
"A야. 여기 여러 엄마 중 너는 어떤 엄마에게 가고 싶니?"

천사 A 아가가 말했습니다.

"전 a 엄마에게 가고 싶어요~"

하나님이 말씀하셨습니다.

"a 엄마에게 가면 네가 좀 아플 수 있는데, 그래도 가겠니?"

천사 A 아가가 말했습니다.

"네. 제가 좀 아프더라도, a 엄마에게 가면, 너무너무 행복할 것 같아요~"

이 얘기를 듣고는 엉엉 울었습니다. 부족한 엄마인 나에게 잠시라도 있고 싶어서 자신의 건강까지 포기하며 찾아와준 천사가 A구나. 내가 뭐길래, 도대체 내가 뭐길래. 그런 생각을 하면서 하염없이 눈물을 흘렸습니다. 그 눈물이 저의 죄책감을 씻어내 주었어요. 그 뒤 병상에 있는 A를 바라보는 저의 마음도 변하기 시작했죠. 고마움과 감사의 마음이 생겼죠. 그러자 긍정적인 마음이 생기고 아기 엄마라는 책임감도 더 깊게 느끼게 되었어요. 꼭 잘 돌보겠다는 마음 말이죠. 그러자 무겁게만 느껴지던 병원 생활을 바라보는 시선이 바뀌었어요. 죄책감으로 인해 벌이던 부부싸움도 이제 더는 하지 않게 되었어요.

아이가 경기를 하는 것, 그래서 아픈 것은 부모 누구의 잘못도, 책임도 아닙니다. 그저 조금 특별한 아이를 키우는 것일 뿐입니다. 부부가 서로를 향하여 책임을 물으며 원수 처럼 싸울 일이 아닙니다. 이 아이들은 그저 부모인 나를 만나기 위해서 온 너무나 귀한 천사일 뿐입니다. 그러기에 더욱 감사하면서 부부가 한마음으로 잘 돌보고 사랑해야 합니다. 더는 죄책감으로, 서로를 탓하는 마음으로 이 소중한 아이의 시간을 버리지 말아 주세요.

저는 병원에서 여러 부모님의 모습을 보면서, '격려'의 힘이 얼마나 위대한 것인지를 알게 되었습니다. 남편의 따뜻한 격려는 밤새 잠도 자지 못하고 아이를 돌보느라 지친 엄마에게 다시금 아이를 돌볼 힘이 생기게 해요. 마찬가지로 아내의 따뜻한 격려는 아이의 병원비와 생활비를 대려 쉼 없이 일하는 아빠에게 다시금 일할 힘이 생기게 합니다.

아픈 아이를 돌본다는 것은 한 가정의 뿌리가 흔들릴 만큼 어렵고 힘든 일입니다. 그러나 부부가 서로에게 건네는 진심어린 '격려' 한마디는 흔들리는 가정을 살릴 수 있는 힘을 가지고 있습니다. 저희 부부가 이혼을 생각할 만큼 마음이 힘들었던 시기를 극복할 수 있었던 것도 '격려' 덕분이었습니다. 서로가 각자의 위치에서 애쓰고 있음을 인정하고 격려하니 다시금 사랑하는 마음이 회복된 것이지요. 사랑하는 마음이 회복되니 아무것도 할 수 없어 누워있는, 하루에도 수 십 번씩 경기를 하는 내 아이 A가, 내 인생에 짐이 아니라 철없고 차가운 마음을 가지고 있던 부모에게 인생의 참다운 가치를 알게 해준 소중한 아이임을 깨닫게 되었습니다.

아이에게만 집중하지 마세요. 내 옆에 있는 내 남편, 내 아내도 돌아보세요. 부부가 서로 격려함으로 사랑할 때 길게 느껴지는 지금의 시간들을 기쁨으로 헤쳐 나갈 수 있을 것입니다.

조금 더 특별하게 태어난 우리 소중한 아이. 이 아이도 세상에 태어난 소중한 사명이 분명 있을 것입니다.

한 생명도 그냥 태어나진 않으니까요. 나에게 와준 특별한 천사, 조금 더 손이가고, 마음이가고, 힘이 들지만 우린 이 아이들의 하나

뿐인 엄마, 아빠니까. 그래요. 우리 환우 부모님들 힘을 내세요! 우리는 이 어려움을 잘 감당할 수 있어요. 뇌전증 아이를 돌보시는 부모님들 모두 너무 멋지고 최고십니다! 그리고 뇌 전증 아이들을 치료하시느라 애쓰시는 의료진 선생님들께 진심으로 감사드립니다! 모두모두 힘내시도록 기도하겠습니다. 감사합니다.

# 얼마나 천행인지를

환자 B의 어머니

"여기 병원 소아중환자실인데요. 지금 빨리 좀 와주세요!"

2007년 늦가을. 이 한 통의 전화로 B의 힘겨운 치료생활은 시작되었습니다. B는 그해 10월, 모든 게 정상 범주 안에서 자연분만으로 태어났죠. 산후조리원을 거쳐 외갓집에서 엄마와 함께 지내던 B에게 장염 증상이 나타난 건 태어난 지 한 달이 채 안 되었을 때였습니다. 먹기만 하면 설사증세를 보여 찾아간 소아과에서는 당시 유행하던 장염이 의심된다며 대형 병원에 가볼 것을 권해주셨습니다. 외갓집에서 가까운 병원에 찾아가 검사한 결과 장염에 패혈증까지. 바로 소아중환자실 입원치료에 들어갔습니다.

중환자실이라 면회시간이 정해져 있어 하루에 B를 만나볼 수 있는 시간은 얼마 되지 않았지만, 치료 경과가 좋아서 곧 퇴원할 수 있을 거란 얘기를 위안 삼아 참고 있었죠. 마침내 그날, 아침 면회 후 주치의 선생님께 오전에 퇴원해도 된다는 말씀을 듣고 퇴원 준비를 위해 집에 잠시 들렀는데 병원에서 다급한 목소리의 전화 한 통이 걸려왔습니다. 갑자기 무슨 일인가 싶어 정신없이 달려 도착한 병원. 선생님께 "면회 후 아기가 경기 증상을 보여 정밀 검사를 해봐야겠습니다."라는 말을 들었습니다. 회진할 때 B가 혀를 내미는 증상을 보였는데 일반적이지 않은 경기증상 같다는 겁니다. 바로 필요한 검사에 들어가고 얼마나 시간이 지났는지.

그때만 해도 경기가 뭔지, 또 얼마나 위험한 건지 전혀 모를 때라 막연히 걱정만 하며 결과를 기다렸죠. 잠시 후 선생님께서 CT 촬영 사진을 보여주시더군요. 한 장을 짚어주시는데 의학에 전문지식이 없는 사람이 봐도 이상하다는 걸 알 수 있는 그런 사진이었습니다. 사진 속 뇌 단면은 왼쪽과 오른쪽 색에서 확연한 차이가 있었죠. "이미 왼쪽 뇌의 약 40%가 손상되었다."라는 선생님의 말이 들려왔습니다. 이후 MRI 검사 결과 좌측 중대뇌동맥이 어떤 이유에선가 막혀서 뇌손상으로 이어졌다는 겁니다. 뇌경색이었죠. 특이한 사례로, 확률은 극히 낮고 원인은 여러 가지가 있을 수 있는데 현재로서는 잘 모르겠다는 말. 여기에 예후도 다양해 예측할 수 없다는 말. 명확한 것이 하나도 없었습니다. 아무런 말도 귀에 들어오지 않던 와중에 이 한마디는 들어오더군요. "만약 어른이 이 정도 손상을 입었으면 사망했을 수도 있을 정도로 위험했습니다." 이후 B가 입원해 있는 동안 틈나는 대로 저는 소아뇌경색 관련 정보와 소아신경과 명의를 찾았습니다. 그리고 기존 병원에서 몇 주 정도의 입원 치료 후 한 보따리의 약을 받아 퇴원하여 신촌 세브란스병원의 김흥동 교수님께 진료를 받기 시작했습니다. 그때는 몰랐죠. 우리 B가 교수님 진료를 받을 수 있게 된 것이 얼마나 천행인지를…….

김흥동 교수님께 외래로 진료를 다니고 약물로만 치료를 받으며 몇 개월이 지난 어느 날, 이전과는 다른 양상이 보여 당황하여 신촌 세브란스 응급실로 달려갔습니다. 진단은 영아연축. 병명도 생소한 난치성 뇌전증이라 하시더군요. 얼마간의 입원치료도 하고 다른 약으로도 바꿔 보았지만 결국엔 레녹스-가스토 증후군이란 또 다른 난치성 질환으로 진행되어 버렸습니다. 김흥동 교수님은 약물요법에서 호르몬요법으로 치료방법을 바꿔주셨죠. 워낙 볼살이 통통하던 B이기도 했지만 호르몬 치료로 인해 얼굴은 점점 '호빵맨'이 되어갔습니다. 지금도 가끔 그때 찍은 사진을 보며 깜짝 놀라기도 하고, B가 힘들었던 시절 생각이 나서 마음 한편이 짠해지기도 합니다. 그렇게 B와 엄마, 아빠의 노력에도 불구하고 증상은 좋아지지 않았습니다. 몸도 마음도 지쳐가고 걱정만 늘어가던 중에 김흥동 교수님께서 케톤 식이요법을 시작하자 하셨죠. 그때가 2009년 9월 중순 무렵이었습니다.

케톤 식이요법은 시작 전에 병원에 입원하여 며칠간 금식을 해야 합니다. 힘든 일이죠. 하지만 하루에도 많게는 수십 차례 증상을 보이던 B가 금식 이틀째부터 횟수가 줄어들더니 케톤 식이요법 7일 만에 거짓말처럼 경기 증상이 사라졌습니다. 몇 주간 입원해서 케톤 식이요법에 적응 후 교육을 받고 퇴원했습니다. 드디어 집에서의 진정한 케톤 식이요법 생활이 시작된 거죠.

초기 케톤 식이요법 식단 비율은 4:1입니다. 지방이 탄수화물, 단백질 합보다 4배나 많고 양은 턱없이 부족한 음식을 맛있게 만든다는 것 자체부터 무리가 있죠. 특히 어느 정도 자라서 다양한, 맛있는 음식을 먹어본 경험이 있는 아이들은 정말 먹기 힘든 게 사실입니다. 식단을 짜면서도 '어떻게 하면 비율은 맞추면서 기름양은 줄이고 다른 걸 늘릴 수 있을까'가 고민이었으니까요. 이것저것 바꿔가면서 나름대로 황금레시피를 찾아 일단 양이 많고 칼로리도 높게 나오면 오케이였습니다. 영양사나 요리사가 되었더라면 그나마 더 맛있게 더 많이 해줄 수 있었을까 부질없는 후회도 들었지만 어떤 걸 해주든지 그 기름 듬뿍 담긴 음식을 정말 잘 먹어주던 B를 생각하면 지금도 고맙고 대견하게 느껴지네요. 케톤 식이요법 중에 당

섭취는 치명적이라는 속사정을 모르는 사람들은 B에게 사탕이나 과자를 주려하면 깜짝 놀라며 가로채는 저희를 이상하게 생각했겠죠. 어디 외출이나 여행이라도 가려면 케톤식을 도시락을 챙기듯이 별도로 만들어 다녔습니다. 사정이 이러니 식당에서 엄마, 아빠와 같은 음식 먹는 아이들을 보면 어찌나 부러워 보이던지요. 그저 평범한 일상적인 모습인데도 말이죠. 케톤 식이요법으로 부족해진 영양소를 보충해주느라 매일 먹는 약은 또 몇 가지던지……. 그래도 그 케톤 식이요법이 없었더라면, 그걸 도입해서 B에게 적용시켜주신 김흥동 교수님을 못 만났더라면 어땠을지 상상하기도 싫습니다.

많은 부분의 뇌손상에 뇌전증까지 더해져 인지능력도 많이 떨어지고 편마비까지 있어서 과연 걸을 수는 있을지, 말은 할 수 있는지……. 처음 몇 개월은 아무 대책도 없이 원초적인 걱정만 하고 있었죠. 영아연축으로 인한 처음 입원했을 때 같은 병실에 입원해 있던 환아 엄마에게서 재활의 중요성을 듣고 생후 6개월부터 재활치료를 시작했습니다. 돌도 되지 않은 아기가 치료에 힘들어할 때는 안쓰러움에 같이 울 때도 많았지만, 천천히 조금씩 발전하는 B를 보며 마음을 다 잡고 힘낼 수 있었죠. 비록 또래보다는 많이 늦었지만 5세 때 걷기 시작해서 6세 때 말을 했습니다. 케톤 식이요법을 시작하고 뇌전증 증상이 사라지니 인지능력은 몰라 볼 정도로 좋아졌고요. 말을 못하면 어쩌나 하던 걱정은 이제 수다쟁이가 된 B를 보며 옛이야기가 되었습니다. 물론 아직 오른손은 더 많은 운동이 필요하지만요.

4:1 비율로 시작한 케톤 식이요법을 3:1, 2:1로 점차 줄여가면서 2년 4개월이 넘게 흘렀습니다. 그리고 2012년 1월. 정기검사 후

외래에서 드디어 우리 B는 김흥동 교수님께 '이제 일반식을 먹어도 좋다'는 기쁜 소식을 듣게 되었죠. 처음 뇌파검사 후 외래 때 그 심각했던 교수님의 표정. 아직 완치 단계는 아니지만 이제는 걱정하지 않아도 될 정도로 호전되었다고 말씀하시며 한층 부드럽게 변해 있었습니다. 기쁨과 감사의 눈물로 B의 케톤 식이요법은 그렇게 끝이 났고 그 후 지금까지 재발없이 건강히 잘 자라고 있습니다.

뇌전증으로 인해 발달이 더뎠던 인지능력도 지금은 평균 정도까지 따라잡았고요. 지난주에는 정기검사(케톤 식이요법 종료 후 1년에 한 번 하는 뇌파검사와 작년부터 시작한 심리검사)의 결과를 들으러 외래에 다녀왔습니다. 지금까지는 재발할 우려는 거의 없지만 아직도 약간의 경기파가 보인다고 하셨었죠. 그런데 이번에는 이전과는 다르게 완전히 좋아졌다며, 정말 좋은 케이스이고 다른 아이들도 이렇게만 되면 좋겠다고 하시며, 교수님 특유의 미소를 활짝 보여주셨습니다. 학교생활에서 주의력과 집중력이 좀 부족한듯하여 해봤던 심리검사도 작년 여름과 비교해서 많이 좋아져서 모두 정상 범위에 들어왔더군요. 이 글을 빌어서 다시 한 번 정말 감사드린다고, 우리와 같은 상황의 부모에게 등대와도 같은 존재이신 김흥동 교수님께 꼭 만수무강 하시라고 전해드리고 싶습니다.

# 희망의 끈

환자 C의 어머니

안녕하세요. 저는 뇌전증과 희귀성 난치병인 '미토콘드리아 세포병증' 등을 앓고 있는 열네 살 남자아이 C의 엄마입니다. 아이는 자폐성 장애도 가지고 있어서 뇌전증 치료를 이어가고 있는 지금도 병마와 힘겹게 싸우고 있습니다. 그래도 지금은 이렇게 싸울 수 있고 조금씩 나아지는 것들을 발견하고는 있으니 그나마 이렇게 말을 할 수 있지 않나 싶네요.

세브란스병원에 오기 전까지 3년 넘게 다른 병원에서 진료를 받았어요. 그 병원에서는 아이가 어떻게 아픈지 원인이 무엇인지 정확히 밝혀내진 못했던 것 같아요. 아이가 늘 원인을 알 수 없는 경련과 발작을 반복했어요. 항경련제 투약을 늘렸다가 줄이는 것 이외에 병원에서는 딱히 방책을 찾지 못했어요. 저희 가족은 아이가 그렇게 아프니 걱정만 했지, 무엇을 해야 할지 잘 몰랐던 것 같아요. 그런 까닭에 병원에서 하는 치료를 그저 마음 졸이며 따랐던 것 같아요. 그러는 사이 아이의 병세는 악화됐고 어떤 날에는 심각한 발작으로 사망 직전에 이르기도 했어요. 지금 돌이켜보면, 말로는 다 표현할 수 없이 힘들었지요. 뭔가 다른 방법이 있을 거라는 생각도 못한 거 같아요. 그러던 어느 날 지인이 신촌 세브란스의 김흥동 교수님을 찾아가라고 권유해줬어요. 그래서 김흥동 선생님을 찾아 진료를 받게 되었어요.

정말, 엄청나게 많은 검사를 받은 것 같아요. 구체적으로 어떤 검사를 받았는지 기억이 나지 않을 정도예요. 아이를 데리고 검사를 받으러 병원의 검사실이란 검사실은 다 갔다 온 것 같아요. 그 검사들 끝에 진단이 나왔어요. 선생님은 우리에게 아이의 병명을 알려주시며 케톤 식이요법을 권해주셨죠. 케톤 식이요법에 대해 설명을 듣고 그게 쉽지만은 않겠다는 생각이 들긴 했지만 실제로 해보니 정말 만만치 않았어요. 먹는 것을 제한한다는 건 환아 본인뿐만 아니라 가족들도 어려운 일이란 걸 알게 되었죠. 케톤식이를 하는 3년 가까운 기간 동안 울기도 많이 울었던 거 같아요. 좌절도 많이 했죠. 그래도 제가 먼저 포기할 수 없었어요. 하루하루 견디면서 희망의 끈을 놓지 않았죠. 케톤식을 끝내도 된다는 얘기를 들을 수 있었던 것은 매일 다시 붙잡은 희망의 끈 때문이었던 같아요. 아직도 먹는 것에 제한이 있기는 하지만 거의 평범한 식사를 먹을 수 있어요. 요즘 아이가 밥을 먹는 모습을 볼 때면 얼마나 감사한지.

하나님께 감사드리고, 김흥동 교수님을 비롯해 병원 관계자 선생님들께 감사드려요. 그리고 지금도 저처럼 아픈 아이를 데리고 힘겹게 케톤식을 하시는 부모님들께 말씀드리고 싶네요. 희망을 끈을 놓지 마시고, 반드시 좋은 날이 올 거라고, 아이의 병이 나을 날이 올 거라는 생각을 하시고 힘내셨으면 좋겠습니다.

어려운 일에 처했을 때, 사람은 맘먹기 나름이라고, 사람들은 쉽게 말하곤 하지요. 위로가 되라고 하는 그 말에 가끔 우리는 더 상처 받기도 하죠. 사실 본인에게 힘든 일이 닥치지 않은 이상 잘 모르잖아요. 하지만 제가 드리는 이 말씀은 빈말이 아닙니다. 환아의 부모도 건강해야 합니다. 사실 아이가 케톤식을 하는 동안, 저 자신의 건강도 많이 나빠졌었거든요. 조심했어야 했는데 말이에요. 부모님들도 운동하시고, 스트레스 관리 잘하셔야 해요. 그러신다면 마음도 훨씬 단단해지고 활력도 생기실 거예요. 여기서 제 이야기를 마쳐보려고 해요. 지금도 힘겹게 병마와 싸우시는 환아 부모님들께 부족한 제 글이 조금이나마 힘이 되고 위안이 되셨으면 합니다. 감사합니다.

## 아픔을 딛고 내일을 향하여

환자 D의 어머니

　2011년 8월 29일. 기억하기도 싫은, 지금 생각해도 가슴이 조여 오는 악몽이 시작되는 날이다. 이날은 D의 3학년 여름방학이 끝난 날이다. 아이는 집에 돌아와 오랜만에 만난 친구들 이야기, 과제 상을 안타깝게 못 받게 되었다는 이야기 등의 하루 일을 조잘거렸다. 그런데 도중에 갑자기 내 눈앞에서 맥없이 쓰러졌다.

　부산대학병원에 도착. 여기서 일주일 동안 입원하면서 여러 가지 검사를 했고 병명을 듣게 되었다. CT에서는 별 이상이 보이지 않았고, 요즘엔 약도 좋으니 약물복용 2~3년 하면 쾌차할 거라는 말에 놀란 가슴을 쓸어내리며 경상대병원으로 협진하기로 하고 집으로 돌아왔다. 경상대병원에서의 처방대로 약물복용을 하였지만 '경기' 라는 것을 하게 되었다. 생활에 지장은 없었지만 시간이 갈수록 경기를 보이는 시간은 길어졌고 겨울방학 때 큰 병원으로 갈 것을 권유받아 서울 모 대학병원에 내원하게 되었다. D는 쓰러질 때마다 하루가 다르게 지능이 떨어지며 급속도로 병이 진행되었다. 다른 사람은 10년간 진행되어 나타나는 양상이 D에게는 몇 달 만에 진행되어 나타나고 있었다. 약물로는 안된다고 수술을 권유받았지만 바로 수술을 할 수가 없었다. 병의 근원지가 두 곳인데, 한 곳은 찾았는데 다른 한 곳을 찾을 수가 없었기 때문이다. 병의 근원지를 찾으려고 병원에선 검사료를 부담하며 아주 성능 좋은 MRI로 촬영하였지만, 쉽게 찾지 못하자 일단 머리를 열어 수술하면서 나머지 한 곳을 찾자고 했다.

　나는 급히 수술 날짜를 잡아놓고 신촌 세브란스병원에 손을 내밀었다. 인터넷에서 며칠을 검색하며 찾은 선생님이 바로 김홍동 교수님이었다. 그런데 교수님을 만나려면 3개월을 기다리란다. 하늘이 무너지는 소리였다. 한 달 후에 모 대학병원에선 수술하자는데 3개월을 기다리라니, 나도 모르게 이때까지 참았던 눈물을 쏟아내며 설움에 복받쳐 울먹이며 사정했다. 사정을 들은 간호사는 알아보고 다시 연락하겠다고 하였다. 그렇게 세브란스병원과의 인연이 시작되었다. 석 달이 한 달로 당겨졌고 우여곡절 끝에 교수님을 만나 입원하게 되었다. 썩은 지푸라기라도 잡고 싶었던 나에게 교수님은 구세주였고, 하늘에서 내려온 동아줄이었다. 교수님은 모 병원에서 가지고 온 기록으로 병의 근원지를 찾았고, 병이 시작된 지 1년 만에 수술대에 눕게 되었다. 병은 급성으로 진행되어 지금 수술하지 않으면 지능도 떨어지고, 회복도 힘들어진다고 하였다. 급성이니 빨리 손을 쓰면 그만큼 효과도 크다고, 교수님은 긍정적으로 말씀해주시며 수술을 권유하셨다. 아무것도 모르는 나는 교수님께 모든 것을 믿고 맡겼고, 지시하는 대로 따랐다. 혼자서 딸 둘을 키우는 나로선 D의 아픔이 경제적으로나 정신적으로 큰 충격이 아닐 수 없었다. 눈물도 비빌 언덕이 있어야 흘린다는 것을 D의 아픔을 겪으면서 깨달았고, 아무에게도 의지할 곳이 없는 나는 오직 한 가지 생각으로 간절히 기도하였다. 어떻게 해서든지 D가 다시 건강해지도록 도와달라고.

　큰 고난을 겪고 보니 작은 것에 감사하는 지혜를 얻게 되었다. 인생은 일장일단이라 하였는가? 그 말이 딱 맞는 말이다. 나의 딱한 사정을 알고 병원에서 후원도 해주었고, 보호자들과 만나 이야기하면서 보건소에서도 의료비 지원을 해준다는 것을 알았다. 십시일반으로 모인 돈으로 경제적 부담금을 줄일 수 있었다. 수술도 잘 되었고 D의 긍정적인 성격 덕분에 회복도 빨랐다. 그렇게 1년이 지났다. 이렇게 다 잘 해결되는 줄 알았다.

5학년 여름 방학 어느 날 D가 아주 약하지만 경기를 하는 것 같았다. 순식간에 일어난 일이라 잘못 봤을 거라 생각했는데 불안한 예감이 밀려왔다. 설마설마하면서 그날 이후로 유심히 살펴보는 중 약하게 경기하는 것을 나랑 D의 언니가 함께 보게 되었고, 병원에 연락하니 빨리 병원으로 오라고 했고, 검사를 했다. 검사 결과, 한 달 전 진료 결과와는 달리 뇌파사진이 엉망진창이었다. 교수님도 너무 안타까워하셨고, 나도 좌절할 수밖에 없었다. 일단 약물치료를 강행했지만 경기는 자주 일어났고 약물치료로 증상이 호전되지 않았다. 이에 교수님은 재수술을 하자고 제안하였다. 2년 만에 다시 수술하게 된 것이다. 이 무슨 운명의 장난이란 말인가? 너무 심술궂은 운명이란 말인가! 나는 이만하면 다행이지라고 되새기면서도 불쑥불쑥 올라오는 감정들로 힘들었다. 두 번째 겪는 일이라 불안함과 안도감이 교차했다. 이번 수술 부위는 힘든 곳이라 많은 검사를 하게 되었다. 우리나라의 의료기술에 또 한 번 놀랐다. 이번에는 깨끗하게 긁어냈기 때문에, 재발 여지는 거의 없다고 하셔서 회복만 되면 다 해결되는 줄 알았다.

초등학교 친구들은 D의 쓰러지는 모습들도 보았고, 수술 문제로 민머리도 보아서인지 배려를 많이 해주었다. 그래서 초등학생 시절은 무사히 잘 지나갔다. 중학교에 입학하니 사정이 달랐다. 다른 학교의 학생도 많았고 담임교사 제도가 초등학교와 다르니 D는 학교

생활에 어려움을 겪었다. 병마와 싸운 아이답지 않게 키도 훌쩍 커버리고 머리도 길어지고 건강해지다 보니, 친구들도 아프다는 생각을 못한 듯했다. 친구들의 배려도 전보다 덜 받게 되자 D는 마음에 병이 들어버렸다. 사춘기에 외상 후 스트레스 등 여러 복합적인 일들로 인해 스트레스를 많이 받았다. 학교생활도 어려움을 호소하여 어느 한 학기는 거의 매일 조퇴하기도 하였다.  친구들의 사랑을 독차지하려는 D의 성향 때문에 더 힘든 학교생활이 되었다. 심리검사 결과 우울증이 높게 평가되었고 상담의 필요성을 느꼈다. 교수님도 병원에 후원제도가 있으니 상담을 받아 보라고 권유해 주셔서 여름 방학부터 지금까지 매주 토요일마다 상담을 받으러 서울로 올라오고 있다.

처음에는 D만 상담하다가 가족상담을 하게 됐다. 상담을 받으면서 D는 표정도 많이 밝아졌고 학조퇴도 거의 하지 않고 있다. 아직까지 부족한 것이 많지만 입학 초기에 비하면 많이 좋아졌다. 더불어 나도 불안감도 많이 해소되고 자존감도 올라간 것 같다. 몸이 아파 병을 고친다고 다 해결되는 것은 아닌 듯하다. 아프면서 잃어버린 시간은 돌아오지 않고, 병마와 싸우면서 생긴 마음의 병도 치유해야 할 큰 과제로 남는다. 그 숙제들을 해결하려면 모든 가족이 뭉쳐야 풀 수 있다. 어쩌면 아팠던 시간보다 더 많은 시간과 노력이 필요한지도 모르겠다.

D가 아픔을 겪으면서 나는 여리고 약한 여자에서 자식을 지키는 엄마로 태어났다. D의 심리치료를 위해 상담공부를 한다. 엄마가 건강해야 내 자식을 지킬 수 있기에 내 자신의 건강도 챙기고 있다. 지금까지 이 힘든 시간을 보내며 단 한 가지만 생각하고 걸어왔다.

나에게 닥친 일들, 울고불고한다고 해결되지 않는다. 부모니까! 엄마니까! 이성을 가지고 최선을 다하리라고. 최선을 다하면 '자녀의 완치'라는 최고의 상도 받을 수 있으리라 믿어 의심치 않는다.

# 얼렁뚱땅 손 여사와 콩이의 일기

환자 E의 어머니

콩이는 아들의 태명이다. 콩이를 처음 만난 날 초음파 사진 속의 아기는 딱 콩알만큼 작았다. 그래서 콩이다. 콩.

18개월쯤 감기에 걸려 열이 39도를 넘나들던 콩이는 낮잠 중에 경기를 했다. 혹시나 하는 마음으로 했던 검사에서 콩이 뇌에 손상이 있다는 진단을 받았다. 설마. 그럴 리가 없다. 잘 자라고 있지 않은가? 무슨 말도 안 되는 소리인지. 믿지 않았다. 한국의 큰 병원은 다 갔지만 결과는 바뀌지 않았다. 누구나 자신의 아이가 병에 걸렸다고 하면 믿고 싶지 않을 것이다. 더구나 '간질'이라고 했다. 그때는 '뇌전증'이라는 정확한 병명조차 없었다. 뇌전증, 그땐 몰랐다. 그 질병이 16년이나 지난 지금까지 나와 내 아들의 발목을 잡을 줄은 말이다. 차라리 몰랐기에 긴 세월 버텨올 수 있었던 것 같기도 하다.

아들은 10살 때 병소 제거 수술을 받았다. 뇌수술. 말만 들어도 무서웠다. 무서운 수술이지만 선택의 여지는 없었다. 그 당시 우리 가족은 지옥에 살고 있었으니까 수술할 수 있음에 감사했고 수술 후 잠깐이나마 완치를 꿈꿨다. 그 꿈은 이뤄지는 듯했다. 행복했다. 그리고 아팠다는 사실이 잊힐 무렵. 행복한 꿈에서 깼다. 재발했다. 완치는 꿈이었나 보다. 약을 끊고 2년 후 재발했다. 그때가 중학교 입학을 앞둔 겨울이었다. 병의 재발은 절망이라는 마음의 병을 덤으로 가지고 왔다. 아들은 꿈이 있었다. 그 꿈은 파일럿. 아들은 파일럿이 되고 싶다고 했다. 그 꿈을 말하던 아들의 눈빛은 간절했지만 슬펐다. 그 표정 속에는 '왜?'라는 질문이 담겨 있었다. 아들도 이미 알고 있었던 듯했다. 뇌전증에 뇌수술까지 받았던 자기는 파일럿이 될 수 없다는 사실을. 숱한 날 동안 인터넷으로 "뇌전증"을 검색하던 아들을 봤다. 그리고 그때마다 매번 절망했다. 다 큰 녀석이 울고 또 울었다. 그러다 아들은 마음을 닫았다.

난 할 수 있는 것이 없었다. 아들이 스스로 닫은 마음을 열길 바랄 뿐. 아들은 마음을 열었을까? 지금도 아들의 꿈은 파일럿이지만 장래희망은 아픈 마음을 보듬어 주는 상담사이다. 꿈과 장래희망이 다른가? 아들은 말한다. 자기는 그렇다고. 꿈은 그대로 꾸고 싶다고. 그렇지만 현실은 다르니까 장래희망이 있는 거라며. 가슴 아픈 선택이었겠지만 난 아들을 응원한다.

나도 꿈이 있다. 내 꿈은 콩알 만큼이다. 저 콩만한 한 알의 약이 제발 우리아들의 희망이 되어주길 바라는 것이다. 정말, 딱. 콩알 만큼이다. 뭐 그리 큰 거 바라는 것도 아닌데 왜 이리도 힘이 든단 말인가. 아무리 마음을 비우고 다잡아도 때때로 울컥할 때가 있다. 저리도 멀쩡하니 멋진 내 아들이 왜 이렇게 힘들어야만 한단 말인가. 나는 수도 없이 기도한다. 제발 이 불행이 멈추게 해달라고. 나의 이런 필사의 몸부림을 보던 남편이 말한다. 불행하냐고, 벌써 잊었냐고 수술 전을 잊었냐고. 그땐 지옥이었다고. 지금은 천국이다.

작년부터 아들은 담임 선생님과의 면담을 말린다. 스스로 할 것이라고, 학년이 바뀔 때마다 초조해 하면서 담임을 만나러 가는 엄마가 싫었나 보다. 아들은 학생건강 기록지에 '뇌전증' 이라고 적었다. 그리고 담임선생님께 놀라지 말라고 자기는 잘할 수 있다고 안

심하시라 말하고는 보건선생님과 체육선생님께도 찾아가서 말했다고 한다. 자기는 아프지만 그래도 잘 할 수 있다고. 난 너무나 놀랐다. 사실 끔찍했다.

"너. 왜 그랬어? 엄마랑 상의도 없이? 왜?"
"엄마, 선생님들께만 말했어. 친구들한테는 아직 용기가 나지 않아."

나는 '아들이 어릴 때 아파서 뇌수술을 했고 약간의 관리가 필요하다'라고만 말할 뿐 절대로 병명을 오픈한 적이 없다. 뇌전증 투병 사실을 숨겼다. 왜 숨기고 싶은지 알 것이다. 굳이 알려서 뭐가 좋겠는가? 숨길 수 있다면 당연히 숨겨야 한다고 생각했다. 나는 세상의 편견을 무서워하면서도 제일 큰 편견의 눈으로 아들을 보고 판단하는 어리석은 엄마였고 몸의 병으로 힘들었을 아이에게 마음의 병까지 만들어준 못난 엄마였다. 편견이 사라지길 간절히 바랐고 그 누군가가 빨리 해결 해주길 기도했다. 정작 그 누군가가 내 아이가 될 수 있다는 것은 생각조차 한 적 없다. 결단코 싫었다. 그렇지만 내 아이가 행동하기 시작했다. 내 닫힌 마음의 문을 아들이 열고 있었다. 그리고 세상의 문도 열려고 한다.

아들은 올해 고등학생이 되었다. 콩만 하던 녀석이 내 키를 훌쩍 넘긴지는 오래다. 키가 자랐듯이 내 아이의 마음도 자랐나 보다. 고등학교 입학 첫날. 반 친구들한테 병명을 오픈했다.

"나는 뇌전증을 앓고 있어. 그렇지만 뭐든 잘 할 수 있어. 걱정 마."

아들은 이제 세상 속으로, 내 품 밖으로 나가려 한다. 나는 그런 아들을 믿고 아들의 홀로서기를 도와야 할 것이다. 아들은 늘 힘겹지만 그래도 잘 자라 주고 있다. 그래서 나는 믿을 수가 있다. 내 아들 E를.

아. 기대된다. 저 아이가 얼마만큼 성장할지. 저 아이가 얼마만큼 행복할지. 내 아들이 행복할 때 나는 또 얼마나 행복할 것인가. 지금 똘끼 충만한 콩이와 얼렁뚱땅 손 여사는 늘 옥신각신 시끄럽게 살고 있다. 그리고 나는 여전히 꿈 꿀 것이다. 내 아들 콩이의 평안한 미래를.

# 수렁에서 건진 아들

환자 F의 어머니

　큰아이가 태어난 지 엊그제 같은데, 어느새 다 자라 몇 달 전 군대 신체검사 안내문이 왔다. 32주 미숙아로 태어나서 6개월까지 건강하게 잘 자라다가 어느 날부터 아이가 숨소리를 색색거리며 분유를 전혀 먹지 않아 병원에 갔더니 미세기관지염이라 했다. 의사 처방대로 약을 먹였는데도 서너 달 후 폐렴이 와서 입원했다. 이후 아이는 모든 성장이 멈추었고 18개월이 되어서야 걸음을 뗐다. 말도 네 살 때까지 잘 못 했다. 그때는 6개월까지 그렇게 건강하게 잘 자라던 아기가 갑자기 왜 그렇게 아팠는지 알지 못했다. 그 이유를 우리는 아이가 스무 살이 된 지금에야 알았다. 옥시 가습기 살균제 때문이었다. 지난 일을 이제서 뭘 어떻게 할 수 없지만 모두 내 탓이고 그나마 지금까지 잘 이겨 내줘서 감사할 뿐이다. 엄마로 인해 고생한 아들을 생각하니 정말 미안하다.

　초등학교 때는 건강하게 잘 자랐다고 생각했는데 중학교 들어가서 아이가 다시 아프기 시작했다. 주말에 친구 따라 공부방을 갔다 갑자기 쓰러져서 119를 불러 대학병원 응급실에서 급하게 CT를 찍고 결과를 기다려 보니 별 이상이 없다고 했다. 그때는 그것이 다행인 줄 알았으나 되려 불행의 시작이었다. 바로 큰 병원으로 가서 제대로 검사를 했으면 병을 키우지 않았을 텐데, 주말 당직 의사 말만 듣고 6개월을 보냈다. 그때는 그것이 발작의 시작인 줄 알지 못했다. 처음 발병 이후 6개월 동안 괜찮은 줄 알고 그냥 두었다. 그런데 조금씩 증상이 보였다. 밥숟가락을 들고 있거나 무언가 할 때 손이 조금씩 떨렸다. 걱정하면서도 나아지겠지 하며 그대로 지켜보기만 했다. 6개월이 지나서 아이가 다시 쓰러졌다. 첫 발작 때의 경우는 공부방에서 쓰러져서 상황을 말로만 전해 들었었다. 다른 사람의 말로 전해 들었던 것과 내 눈앞에 벌어지는 것과는 차이가 있었다. 내 눈앞에서 아이가 갑자기 바닥에 쓰러지면서 온몸을 떨며 뻣뻣하게 굳어가며 혀도 깨물어 입에 피가 났다. 아마 그 모습은 내 인생에서 나를 가장 당황스럽게 만든 모습이 아니었을까 싶다.

나는 대체 무엇을 해야 할지 몰랐다. 그러나 아이의 발작은 이후에도 이어졌다. 한 달 후 그리고 3주 후 또 아이의 발작을 목격했다. 아이가 정신을 잃었는데 이 미련한 엄마는 이 병이 무엇인지, 왜 그런지도 몰랐다. 우연히 내과 선생님께 뇌파검사를 받으라는 말을 들었고, 지인으로부터 신촌세브란스 김흥동 교수님을 소개받았다. 바로 병원에 전화를 해보니 김흥동 교수님은 예약이 두 달이나 차 있어서 바로 갈 수가 없었다. 그래서 일단 강남 세브란스로 갔다. 발병 후 9개월이 되어서야 뇌파검사를 받았고, 아이의 질환이 뇌전증이라는 사실을 알았다. 이런 무지한 엄마가 요즘 세상에 또 있을까?

3월 첫 진료 이후, 처방약을 먹으면서 아이는 주기적으로 경기를 일으켰다. 지금도 그때를 생각하면 아찔하다. 날마다 아침에 일어나면 두려움과 긴장감에 머리가 삐쭉 서는 듯했고, 아이 방에 들어서는 순간부터 나의 온 신경은 바늘처럼 서 있는 듯한 나날의 연속이었다. 화장실에서 용변을 보다 피를 흘리며 쓰러진 날들이 허다한 시기, 수학여행을 가고 싶다고 떼를 쓰기에 내가 따라갈 생각으로 허락을 해주었으나 그날 아침 욕실 바닥에 쓰러져 얼굴이 피투성이가 된 적도 있었다. 매일매일 온 가족이 긴장 속에 살았다. 두 번 다시는 겪고 싶지 않은 경험들이다. 곧 나아진다고 아이를 위로하니 이리 답했다.

"약 먹어도 안 낫잖아요." 그땐 정말 뭐라 할 말이 없었다. 지금은 모두 다 잊고 싶어서 잊어버린 줄 알았는데 막상 글을 쓰면서 그때를 회상하니, 생각만으로도 그때의 고통이 떠오른다. 그런 날들이 계속되어 어느새 6개월이 지났다. 당시 김흥동 교수님께 진료를 받고 약을 바꾸면서 아이의 투병 생활에 변화가 찾아왔다. 진료 후 아이는 4년이 넘도록 기절한 적이 없었다. 끝이 보이지 않는 깜깜한 긴 터널 속에서 한줄기 환한 빛줄기를 보는 듯했다. 무엇보다 뇌전증은 완치할 수 있는 병이라는 확신을 느껴서 정말 큰 힘을 얻었다.

지난 5년이란 시간 동안 아이의 고통과 함께 나 역시 인생을 배웠다. 아이 덕분에 어른으로, 또 진정한 엄마로 성장할 수 있었다. 아이는 내 인생의 참스승이다. 뇌전증을 둘러싼 사회적 편견 때문에 발전된 의료기술의 혜택을 받기 어렵다 들었다. 특히 우리나라는 남의 눈을 많이 의식하고 풍토라 더욱 꺼리는 듯하다. 막상 겪고 보니 나 역시 그랬다. 지금까지 부모님이나 형제자매들 주위의 누구에게도 말을 하지 않았다. 불치병도 아니고 완치가 가능한 병인데, 하루빨리 의식이 바뀌어 의료 발전에 더 많은 도움이 될 수 있었으면 하는 간절한 바람이 있다. 나부터라도 용기를 낼 것이다. 지금까지의 내 사연은 아마 뇌전증을 치료받는 아이들 대부분은 겪었을지도 모르는 이야기일 것이다.

5년이라는 시간을 보내면서 부모는 어떻게 아이를 대해야 하고,

어떤 마음가짐으로 지내왔는지, 나의 경험을 전하고 싶다. 나는 학교에 강의를 나갔는데 아이가 아프자 일을 그만두고 오직 아이에게 집중했다. 일을 그만둔다는 것은 그리 간단한 문제가 아니었지만, 아이가 먼저였기에 망설이지 않았다. 누구나 힘들 때 종교의 도움을 받고 싶어 한다. 나 역시 간절히 기도했다. 그런 시간을 보내면서 왜 이 아픔이 내게 오는가를 알게 되었고 오히려 고통보다는 기도하는 삶의 큰 기쁨을 느끼며 일상을 살아가고 있다. 아이가 아픈 것은 부모를 깨닫게 하려고 그런 것임을 알게 되었다. 아픈 아이에게 집착하지 않고 내 잘못을 고쳐나가기 위해 노력하였다. 남을 존중하기보다 내 고집을 더 부리지 않았는지, 남편에게 늘 나의 주장을 앞세우지 않았는지, 평소에 사회를 불평하고 주위의 누군가를 탓하지 않았는지, 돌이켜보니 참 많은 잘못을 하고 살았다. 무엇보다, 친정엄마를 많이 원망하며 살았다. 내 눈에 보이는 모든 것은 나의 공부였다. 작은 일에 성내고 타인에게 불평을 쏟아내며 나의 잘못을 돌아보지 않은 채 남탓을 했다. 이것이 내 삶의 가장 큰 잘못이고 적이었다. 그런데 내가 바른 마음으로 살아가려고 노력하니, 많은 것이 바뀌었다. 아이의 건강이 회복됐고, 가정의 화목함도 되찾았다. 지금 우리 가정은 정말 행복하다. 아마 이런 얘기 와닿지 않는 환우 부모님들이 많겠지만 하나님께서 우리에게 고통을 주신다면, 어린아이가 미워서가 아니라 그 아이를 돌보는 부모를 일깨우고자 하심이 아닐까.

지금도 지난날의 나처럼 길고 긴 터널의 어둠 속에서 길 잃고 헤매는 부모님들이 계시리라 생각한다. 그분들에게 절대 용기와 희망을 잃지 마시라고 말씀드리고 싶다. 항상 긍정적인 마음으로 잘 이겨내시길 진심으로 바란다. 소박한 바람인데, 내년에 아들이 대학을 들어가면 나 역시 사회와 이웃을 위해 좀 더 뜻있고 보람 있는 일을 하고 싶다. 언젠가 우리 환우들 부모님들과도 얘기를 나누고 싶다. 우리 모두 의사 선생님 말씀 잘 따라 치료 잘해서 함께 완치되길 바라고, 의료 발전에 도움을 줄 수 있으면 좋을 것 같다.

모든 가정에 행복이 함께 하기를 기원합니다. 고맙습니다.

# 이 또한 지나가리라

오늘도 아슬아슬한 밤이 지나가고 있다. 이렇게 밤만 되면 노심초사하며 긴장 속에서 살아온 날들이 벌써 9년이다. 아니, 그것보다 조금 더 흘렀고 앞으로 밤마다 이렇게 불안한 시간 속에서 얼마나 살아야 하는지는 정확히 알 수 없다. 그래도 나는 아직 씩씩하게 그리고 밝게 크게 웃으며 잘살고 있다.

내 아들 G가 만 5살이 된 해, 대구시에 있는 대학병원에서 '소아 뇌전증' 진단을 받았다. 그런데 그때는 아이 키우는 일에 너무나 무지했고, 맞벌이하며 살기 바빴던 탓에 그 병의 심각성을 미처 깨닫지 못했다. 약 먹이는 일도 신중하지 않았고, 가벼운 일로 착각하고 무심히 생활하였다. 그때는 G에게 발작 증세가 나타나지 않았기 때문이었다.

그로부터 몇 년 후 어느 날 아침, 평소처럼 부엌에서 바쁘게 아침 식사를 준비하는데 안방에서 남편이 큰 소리로 나를 불렀다. 급히 가보니 G가 침대에서 온몸이 흔들리는 발작 증세를 보이며 정신을 잃었다. 아침 7시쯤이었다. 남편은 부랴부랴 G를 등에 업고 집 근처 병원 응급실로 향했다. 하지만 시골 병원 응급실이라 치료 및 약품 시설이 미비했다. G의 상태도 심각하여 곧바로 사설 구급차를 타고 대구 시내 대학병원 응급실로 가야만 했다. 응급 치료 후 입원하여 치료받고 3일 후에 퇴원하였다. 그날 이후 남편과 나는 G 뇌

속의 '뇌전증'이라는 악마와 전쟁을 시작했다. 평범한 삶은 저만치 떠나보내고 악몽 같은 날들을 보내야 했다. 언제 어느 때고, 어느 시간이든 예고 없이 갑자기 나타나는 뇌전증 전조 증세 때문에 한시도 마음 편한 날이 없었다. 그때부터 내 눈에서는 눈물 마를 날이 없었다. 죽고 싶다는 생각도 자주 하였다. 이렇게 살다가는 '내가 어느 순간 미쳐버리거나 스스로 죽음을 택할 수도 있겠구나' 하는, 두려움에 쫓겼다. 지옥 같은 날들이 이어졌다. 그러다 문득 죽기보단 살아야겠다는 의지와 오기가 생겨서 인터넷으로 신촌 세브란스 병원 홈페이지를 찾아 간절한 염원이 담긴 사연을 적어 보냈다. 그리고는 직장에 며칠간의 휴가를 내고, 입원할 가방을 미리 준비해서 무작정 서울로 갔다. 그때가 2007년 2월 초순이었다.

나의 하소연이 간절했기 때문인지 병원에서 도움을 주었다. 무작정 벌인 일이었지만 정말 다행히 바로 입원할 수 있었고, 첫날에 바로 김흥동 선생님을 만날 수 있었다. 서울 병원으로 오기 전, 나는 미리 인터넷으로 뇌전증 전문 의사 선생님들을 찾아보았다. 뇌전증 환자 부모들의 인터넷 카페에 가입하여 좋은 정보도 알아봤다. 이를 토대로 결정하여 김흥동 선생님을 찾아갔다. 선생님은 G를 진찰한 이후 수술을 권했고, 나는 망설일 필요 없이 수술하겠다고 대답하였다. 일주일 동안 입원해서 수술에 필요한 모든 검사를 마치고 퇴원하였다가 한 달 후인 3월 중순에 다시 입원하여 수술을 받았다. 수술을 받고 3주간 입원 치료 잘 받아서 무사히 퇴원할 수 있었다. 그렇게 나에게, G에게, 우리 집안에 한줄기 서광이 비치는 듯했다. 그 시간은 짧았다. 수술 후 10개월의 시간이 그런 시간이었다.

그렇게 말짱하게 안 아프고 잘 지내던 어느 날 밤 9시 30분쯤, G

가 갑자기 발작 증세를 보이며 다시 쓰러졌다. 발작이 재발한 후부터 다시 뇌전증과 씨름했다. 그래도 발작 증세가 이전과 달라 다행이었다. 첫 수술 전에는 발작 증세가 낮과 밤을 가리지 않고 시도 때도 없이 나타나곤 했는데, 일정한 시간을 두고 한 달에 한 번쯤 혹은 집에 홀로 있을 때만 증세가 나타났기 때문이다. 발작 재발은 나에게 충격적이었지만 수술 이전보다는 절망감이 덜 했다. 그렇게 3개월에 한 번씩 병원에 다니며 뇌파검사를 하고 약을 처방받아 복용했다. 그렇게 아픈 증세가 사라지길 기도하면서 지낸 지 2년 정도 되었을 무렵, 주치의 선생님께서는 재수술을 권하셨다.

한 번 해본 수술이고, 두 번째는 더 성공적인 수술이 될 것이라는 말씀에 이번에도 망설임 없이 또 수술을 결심했다. 마침 G의 겨울방학 기간이기도 하였다. 2008년 12월 31일 자로 나는 다니던 직장에서 명예퇴직을 하였고, 이후부터는 오로지 G를 보살피는 일에만 전념하였다. 마음이나 몸 고생은 훨씬 덜하였다. 직장 다닐 때는 맞벌이 하면서 아픈 G까지 돌봐서 많은 시련과 역경을 겪었다. 안정된 직장을 그만두기엔 아까웠지만, 아들 G의 병을 고치기 위해 과감히 잘 결정한 일이었다.

2009년 1월 중순쯤 두 번째 수술을 앞둔 전날, 늦은 밤에 병원 입원실 창밖으로 함박눈이 예쁘게 내리는 것을 보았다. 그때 이발사가 와서 G의 머리를 박박 다 깎아버려서 속상함과 슬픔은 더 컸고 내 마음은 너무나 비통하였다. 눈 내리는 아름다운 겨울밤 풍경을 즐겁게 감상하지도 못했다. 다음 날 아침 일찍 수술실에 들어갈 G를 보니 눈물이 하염없이 흘렀다. 그렇지만 우리 가족은 뇌전증의 공포에서 벗어나야만 했고 무엇을 해서라도 이번에는 꼭 G 병을 고치고 싶었다.

두 번째 수술도 무사히 성공적으로 마쳤다. 지혈이 잘 안 되어서 위험한 하룻밤도 있었지만, 다행히 무사히 중환자실을 벗어나 일반 병실로 이동했다. 2주간 병실에 머물다 퇴원을 하였다. 우리 가족은, 이 두 번째 수술을 통해 병을 고칠 수 있으리라 믿었다. 하지만 이번에도 10여 개월 지난 어느 날 밤 갑자기 뇌전증이 재발하였다. 119를 불러 응급실에 갔고. 응급치료 후 잠을 푹 잔 후에 G가 의식을 회복해서 집으로 돌아왔다. 그 이후 다행스럽게도 일정한 주기가 정해진 듯이 아팠고, 집에 있을 때만 아팠기 때문에 아침이나 낮에는 조금은 마음 편히 지낼 수 있었다. 비록 수술은 두 번이나 실패했지만, 6개월마다 정기적으로 꾸준히 병원에 가서 뇌파검사를 하고 아침저녁으로 빠짐없이 약을 먹었다. 어서 뇌전증이 치유되기를 소망하는 일상이 어느덧 9년째 이어진다. 여전히 밤만 되면 가족 모두 긴장 속에서 불안한 시간을 보내며 하루하루가 무사히 지나가길 바라고 있다. 어쩌다 갑자기 발작 증세가 나타나고 힘든 시간도 많지만, 우리 가족은 절대 희망을 버리지 않는다. 두 번씩이나 수술한 일을 후회하지 않는다. 수술 이전에는 낮에도 아플 때가 많았고, 발작 증세가 있을 때마다 꼭 구토를 많이 해서 더 속상하고 힘들고 마음 아팠는데, 수술 이후에는 가벼운 경기로 지나갈 때도 있고 구토하는 일이 거의 드물다.

10년째 신촌 세브란스 병원을 찾아간다. 앞으로 주치의 선생님 말씀 잘 듣고, 치료를 잘 받아서 G의 뇌전증이 낫기를, 완치되기를 늘 기도하며 살고 있다. 내 삶의 신조처럼, 고통은 언제나 감당할 수 있을 만큼만 온다. 이 세상에 견딜 수 없는 시련은 없다. 단지 견디기 힘들어 포기하는 사람이 있을 뿐이다. 나는 지금 행복해서 웃는 것이 아니라 웃어서 행복한 것이다. 이 또한 지나가리라. 늘 이런 좋은 말을 마음에 되새기고 입으로 중얼거리며, 절망보다는 희망을 꿈꾸며 언제나 밝게 웃으면서 열심히 살아 보련다~!!

# 쓰러지던 아이, 희망의 증거를 꿈꾸다

환자 H의 어머니

절망을 희망으로 바꿔 주시고, 다시 꿈꿀 수 있도록 만들어주신 김홍동 교수님께 감사드립니다.

유난히 맑고 큰 눈으로 어디를 가나 눈길을 사로잡던 예쁜 우리 딸, H.

초등학교에 입학하여 신나게 생활하던 어느 겨울날, 친구들과 복도에 서 있다가 쓰러진 H는 그 사실을 기억하지 못했습니다. 의사 선생님의 조언에 따라 대구에서 제일 큰 대학병원으로 달려가 바로 입원 치료를 받았습니다. 병명은 뇌전증이었습니다. MRI 상으로는 아무 이상이 없었기에 처방받은 약만 잘 먹으면 아무 일이 없을 것으로 생각했습니다. 하지만 2학년이 되자 학교생활도 힘들 만큼 경련이 자주 찾아왔습니다. 등하굣길에서도 쓰러지는 위험한 상태로 경련이 진행되었고, 장미가 절정에 이른 5월에는 5분 간격으로 경련이 찾아왔습니다. 병원에 입원하여 치료받았지만, 차도가 전혀 없었습니다. 곧 나을 것이라는 희망은 긴 장마에 눅눅한 지하 단칸방처럼 절망으로 바뀌었습니다.

소중한 딸을 살려야 한다는 절박한 부모의 마음으로 우리나라 소아 뇌전증의 최고 권위자인 세브란스 어린이병원 김홍동 교수님을 찾게 됐습니다. 김홍동 교수님을 처음 뵌 날, 희끗한 머리에 온화한 얼굴과 명의의 기운이 느껴지는 나직한 목소리로 거침없는 진단과 처방을 하신 모습이 기억에 남습니다. 잔뜩 흐린 하늘에서 한 줄기 빛이 내려오는 느낌이었습니다. '교수님만 믿고 치료하면 우리 딸 살릴 수 있다. 우리는 교수님만 믿고 따라간다.'라고, 처음으로 다짐했습니다. 그러나 뇌전증은 호락호락한 병이 아니었습니다. 매달 병원을 방문하고 입원과 퇴원을 반복했습니다. 결국 '희귀난치성 뇌전증'으로 판정받았고, 항암치료와 케톤 식이요법까지 도전했지만 경련은 계속됐습니다. 결국 마지막 치료방법인 수술치료를 결정했습니다. 하지만 위기마다 전문적인 진단과 처방으로 H를 치료한 김홍동 교수님이 있었기에 희망의 꽃은 시들지 않았습니다. 병소를 제거하는 4차례의 뇌수술을 거쳐 지금은 더는 경련을 하지 않습니다. 약물도 한 가지만 먹으며 생활하고 있고, 완치가 코앞에 있습니다.

세브란스 어린이병원 소아신경과는 뇌전증 환자에게 특화된 시스템과 환자를 위한 최신 시설을 갖추고 있는 곳입니다. 그곳은 투병하는 뇌전증 환우들에게 희망을 선물하는 곳입니다. 특히 평생을 뇌전증 치료를 위해 헌신한 김홍동 교수님의 임상경험과 치료 방법은 뇌전증 치료의 표준입니다. 최근에는 뇌전증 환자들의 처우 개선을 위해 입법 활동에도 참여하시는 김홍동 교수님 모습을 보며, 감사의 인사를 뛰어넘어 존경을 표합니다.

초등학교 2학년부터 6학년까지 병원 생활만 했던 H는 수술 후 대구성보학교에 진학해 결석 없이 즐거운 학교생활을 보내고 있습니다. 중학교 3학년이 된 올해에는 전교학생회에 출마해 전교 부회장에 당선됐습니다. 2023년 5월 울산에서 열린 전국장애학생체육

대회 슐런 대구대표로 출전하여 당당히 은메달을 목에 걸었습니다.

H를 치료해 주신 김홍동 교수님께 좋은 소식을 전할 수 있어 정말 기쁩니다. 앞으로도 꿈을 포기하지 않고 노력하는 사람으로 열심히 키우겠습니다. 다시 희망을 꿈꿀 수 있도록 만들어주신 김홍동 교수님께 감사드리고, 영광스러운 퇴임을 진심으로 축하드립니다.

이 은혜는 평생 잊지 않고 소중히 간직하겠습니다.


〈쓰러지는 아이〉

초등학교에 입학하여 지내던 2014년 12월 어느 겨울날, 학교에서 전화가 왔다.

"어머니, H가 쓰러졌어요!"

친구들과 복도에 서 있다가 쓰러진 H는 그 사실을 기억하지 못했고, 보건선생님의 조언에 따라 제일 큰 병원으로 달려가 바로 입원 치료를 받았다. 병명은 상세불명의 뇌전증. MRI 상으로 아무 이상이 없었고 왼팔을 휘젓는 경련이 있었다. 당시 진료해 주시던 의사 선생님께서는 치료약 소량을 처방해 주시며 내원일자를 안내해 주셨다. 더불어 70%의 환자들은 약으로 치료가 가능하며 당신이 진료하는 아이 중에는 특목고에 진학하여 잘 지내는 환자도 있다고 하시며 위로해 주셨다. 그러나 불행히도 우리 H는 70%에 해당하지 못했다.

그 날 이후 경련은 밤낮을 가리지 않고 H에게 찾아와 왼쪽 팔, 다리를 마구 흔들었고 장소와 상황도 가리지 않았다. 그 이듬해에는 학교생활을 정상적으로 할 수 없었다. H는 수시로 경련했고, 그때마다 병원으로 달려가 약을 조절해야 했다. 급기야 등하굣길에서도 자주 쓰러졌다. 하루 종일 따라다닐 보호자가 필요했지만, 그렇게 하기에는 현실적으로 어려움이 컸다. 학교에서도 앉아 있다가 옆으로 스르르 쓰러지기도 했다. 그러던 와중에, 5월 마지막 주엔 3~5분 간격으로 경기가 매우 심하게 지속되었다. 병원에 입원하여 치료받았지만 웬일인지 차도가 없었고, 우리는 바로 서울에 있는 큰 병원을 찾아 세브란스로 오게 되었다.

H의 증세는 왼팔과 왼쪽 다리를 휘젓는 증상에서 침을 흘리거나 멍하게 되는 상태의 증상이 더 추가되었다. 경련이 일어날 때면 아이는 두 팔에 힘을 주어 두려운 마음을 떨쳐버리려는 듯이 나를 꼭 껴안아 경련을 하지 않으려 애를 썼다. 경련은 멈추지 않았고 한 경련이 끝나기도 전에 다른 경련이 일어나기도 해서 거의 매달 입원과 외래진료를 반복했다. 여름 방학도 거의 병원에서 보내야 했다. 가을이 되어서도 여전히 입원과 퇴원을 반복했다. 입원해서 경련이 조절되어 퇴원하여 집으로 가면 또 경련이 일어났기에 병원에 입원하는 기간이 줄어들지 않았다.

한번은 모처럼 퇴원해서 학교에 등교를 했더니 학예 발표회 주간이었다. 2학년 전체 학생들이 강당에 모여 초청한 부모님들 앞에서 반별로 단체 무용을 발표했다. 발표일을 며칠 앞두고 등교한 H는 남은 기간동안 열심히 안무를 익혀 반 친구들과 함께 무대에 올라

갔다. 열심히 춤을 추던 H는 공연 마지막 순간에 많은 학생들과 학부모님들이 보는 그 무대에서 갑자기 또 쓰러졌다. 경련이 온 것이었다. 무대 아래에서 구경하고 있던 H 아빠가 바람처럼 무대 위로 올라가 아이를 안았고 무대의 커튼이 내려와 쓰러진 H를 안고 있는 부녀를 가려주었다.


〈 김흥동 교수님과 세브란스 37병동을 만나다 〉

소아뇌전증의 국내 최고 권위자라는 김흥동 교수님을 처음 뵌 날, 희끗한 머리에 온화한 얼굴과 나직한 목소리로 그는 거침없이 진단과 처방을 내렸다. 너무 나직한 목소리와 함께 느껴지던 전문가의 포스는 의사 선생님의 가운을 붙잡고 늘어지고 싶은 어미의 마음을 가라앉혀 주었다. 지방에서 올라온 2~3일만에 H는 다시 깔깔 웃음을 지을 수 있을 정도로 안정됐다. 과연 서울이 다르긴 달랐다.

그제야 여유가 생긴 나는 함께 있던 5인실의 환자들을 바라볼 수 있었다. 다양한 질병으로 고통받던 그 아이들을 보며 마음속으로는 '우리 H는 달라. 우린 금방 나아서 여길 나갈거야.'라고 생각했다. 뇌전증이 어떤 병인지도 모르고 말이다. 나의 바람과는 달리, 우리는 그 이후로 거의 매달 병원에 왔고 입원과 퇴원을 반복했다. 병실에서 이방인처럼 굴던 우리는 어느새 연민과 연대감을 가진 공동체의 일원처럼 주변의 환아들과 그 보호자를 대하였고 그들과의 교류로 뇌전증에 대한 다양한 정보와 그들이 목격한 치료담을 들을 수 있었다. 같은 병실에서의 교류는 상상외로 심리적 안정과 '그나마 이 정도 아픈 게 다행'이라는 생각도 하게 해주었다. 아기 때부터 투병해오고 있는 아이들, 고등학교 진학을 앞두고 있다가 갑자기 발병한 중학생, 고3이 되는 마음씨 착한 고등학생 언니 등등 많은 아이를 만나고 그 보호자와 온갖 사연들을 나누며 동변상련의 아픔을 공유했다. 그러는 사이 우리 H는 특유의 친화력으로 37병동의 꼬마 간호사로 불리며 어느덧 자타공인 37병동의 마스코트가 되었다.

몇 주씩 입원해 있으면서도 병원생활이 힘들다는 생각을 별로 하지 못했다. 그것이 37병동 간호사들의 헌신적인 돌봄으로 인한 것임을 H가 수술 후 회복하기 위해 다른 병동에 입원해 있을 때 깨달았다. 그 정도로 37병동의 담당 의사 선생님들과 간호사들은 남달랐다. 처음 H를 담당했던 박OO 선생님과 지금 담당의인 조OO 선생님은 김흥동 교수님의 잠깐의 몇 말씀을 길게 풀어주고 보호자로서 궁금한 것들에 대해 진솔하게 응답해 주시며 아이의 상태를 꼼꼼하게 관리해 주셨다. 항상 웃는 얼굴로 대해 주시고 눈을 맞추며 말씀을 나눠 주시는 그 모습에 환자와 보호자들은 투병생활의 답답함과 불안함을 해소하고 현실을 직시하면서도 투병의지를 포기하지 않을 수 있었다. 그래서 입원한 보호자들은 선생님들이 복도에 나타나기만을 오매불망 기다린다. 간호사 선생님들은 또 어떠한가? 우리 H가 쫄랑쫄랑 따라다니며 귀찮게 굴어도 꼬마 간호사라고 불러주며 함께 눈높이를 맞춰 주시고, 씩씩하고 밝은 표정으로 지친 아이를 밝게 웃음짓도록 만들어 주셨다. 3교대와 돌보아야 할 많은 환아, 예민한 보호자들. 그 모든 것을 상대해야 하는 간호사 선생님들이 보여준 여유와 미소는 정말 기나긴 병원생활을 지탱한 원동력이었다.

### 〈본격적인 치료를 시작하다 ; 약물치료, 식이요법 그리고 뇌수술〉

우리 H에겐 케톤 식이요법의 효과가 충분치 못했다. 결국 식이요법은 중단되었고 수술 이야기가 나왔다. 뇌전증 치료를 위한 수술은 뇌에서 문제를 일으키는 병변을 제거하는 것이다. 의사 선생님께서는 수술을 통해 경련을 잡고 현재의 인지기능이 더 이상 손상되지 않도록 하자고 하셨다. 그래서 결과적으로 지금보다 더 나은 삶을 살도록 해주자고 하셨다. 그래도 뇌수술은 머리로는 이해가 되면서도 심정적으로는 쉽게 수용이 되지 않았다.

진단받고 투병한 지 겨우 1년이 조금 넘었고 병변 바로 옆으로 운동신경이 지나가서 왼쪽 팔다리에 마비가 올 수도 있는 수술을 쉽게 결정할 수 없었다. 풍문으로 전해들은 수술 실패담은 내 마음을 더욱 어지럽게 했다. 정말 극단적으로는 경련 하나 잡고는 평생 의식 없이 누워 지낼 수도 있는 뇌수술이라는 생각에 불안감은 더욱 커졌다. 하지만 시간만 끌고 있을 수 없었다. 기존의 4~5가지 약제는 H에게 효과가 없었고, 식이요법마저 실패한 상황이었다. H를 이대로 두면 잦은 경련으로 인해 삶의 질은 더욱 떨어지고 뇌손상만 더 심해질 뿐이었다. 더구나 최고의 의료진이 있을 때, 그분들께 치료받는 것도 나쁘지 않다는 조언과 H를 낫게 해주겠다는 김흥동 교수님의 말씀 덕분에 수술을 결정하게 하였다. 의사 선생님 외에는 의지할 데가 없는 우리로서는 선택의 여지가 없는 문제였다.

〈2016년 2월 16일, 1차 수술을 받다〉

　H는 오전 9시에 수술실로 들어가 준비를 하고 10시 40분쯤 수술이 시작되었다. 두개골을 열어 병변 부위에 종이같이 얇은 전극을 넣는 수술이었다. H는 전극삽입을 하면서 동시에 확실한 병소부위 절제 수술까지 실시했다. 수술은 4시간이 걸렸고 오후 2시 57분쯤 수술이 종료되어 회복실로 이동한다는 문자를 받았다. 중환자실로 옮기기 전 CT 검사실로 이동할 때 잠깐 얼굴을 볼 수 있었다. 최대한 웃는 얼굴을 보이려고 노력하며 그 침대를 따라 가던 나에게 통통 부은 얼굴의 H가 가는 목소리로 "엄마, 내 손을 만져봐." 라고 했다.

　"응? 니 손? 알았어."

　시트 속으로 손을 넣었다. 손이 있어야 할 자리에 손이 없었다. 순간, 당혹감이 든 나를 보던 H가 손을 배에 얹었다고 했다. 손이 없어졌나 싶어 순간 간이 덜컥 내려 앉았던 나는 H 배를 더듬어 고사리 같은 H의 손을 찾았는데, 나는 또 당혹스러움과 놀라움에 심장이 덜컥 내려앉았다. H의 엄지와 검지 손가락이 하트를 만들고 있었다.

　"엄마, 사랑해."

　머리에 붕대를 칭칭 감고 잔뜩 부어 터질 것 같은 얼굴을 한 내 딸이 나에게 이렇게 속삭였다. 아, 상상할 수 있는가? 방금 뇌수술을 받고 겨우 전신 마취에서 깨어난 어린 아이가 자신을 걱정했을 엄마를 위해 손가락으로 하트를 만들어서 그걸 만져보라고 한다. 어린 자식이 겪었을 큰 수술에 마음이 미어지고 있는데 괜찮다며 손가락으로 하트를 만들어 사랑을 전하는 헤아림이 남다른 어린 딸을 바라보며 나는 또 마음이 미어졌다. 잠시의 만남을 뒤로하고 H는 중환자실로 이동해서 회복을 위한 집중치료를 받아야 했다.

### 〈응급상황 발생하다〉

다음 날 17일에 오전에 면회를 갔더니 H는 잠을 자고 있었다. 담당간호사는 방금까지 눈뜨고 잘 지내고 있었다고 했다. 오후 4시쯤 1인실로 옮겨 와 2차 수술을 위한 뇌파 관찰을 시작했는데, 의료진이 수시로 와서 팔 다리 움직임과 인지능력 등을 체크했다. 그런데 H는 시간이 갈수록 팔 다리 움직이기를 싫어하고 잠만 자려 했다. 아이가 이상했다. 피검사를 했고 결과가 좋지 않았다. 밤 10시에 급히 찍은 MRI에는 수술 부위에 혈종이 관찰되었다. 수술한 뇌 부위에 피가 고인 것이다. 퇴근하려던 의사 선생님은 다시 옷을 갈아입고 오셨다. 진료하시던 의사 선생님들의 얼굴은 급격히 어두워졌고 조민정 선생님은 안타까움에 눈시울을 붉히셨다.

밤12시를 넘겨 새벽 3시쯤 CT까지 찍어 혈종의 상태를 확인했다. 다행히 응급을 요하는 위험한 혈종이 아니라고 했다. 하지만 H는 눈도 뜨지 않고 미동도 없이 밤새도록 경련만 했다. 1분 1초도 눈을 뗄 수 없었던 그 적막했던 밤이 지나고 18일 10시에 긴급 혈종 제거 응급 수술을 받았다. 예상에 없었던 수술이었다. H가 수술실로 옮겨간 뒤 의사 선생님뿐 만 아니라 37병동 간호사 선생님들 모두 얼굴이 굳어졌고 알 수 없는 침묵과 긴장이 37병동을 무겁게 짓누르고 있었다.

'H야, 제발 무탈하게 돌아오너라.' 응급 수술은 생각보다 짧게 끝났고 H는 다시 병실로 돌아왔다. 돌아오자마자 H는 언제 그랬냐는 듯이 재잘거리며 활기를 되찾았다.

"H야, 선생님이 어제 얼마나 걱정한 줄 알아? 선생님을 놀래키고 말이야. 이렇게 멀쩡하게 돌아와서 정말 다행이야."

37병동 역시 무슨 봉인이 풀린 듯 침묵에서 벗어나 의사 선생님들과 간호사 선생님들은 나와 함께 안도의 한숨을 쉬며 기쁨의 인사를 나누었다.

### 〈최후의 결전, 2차 수술을 받다〉

이제 남은 것은 정말 중요한 2차 수술이었다.

1주일 동안 1차 수술 때 심은 전극과 뇌파 기계를 연결하여 관찰한 뇌파를 토대로 어느 부분에서 경기파가 나오는지 뇌 상태를 좀 더 정확하게 파악한다. 이 결과를 바탕으로 마지막 2차 수술에 병소를 제거한다. 그래서 1주일간 신나게 경련을 해야 한다. 단, 침대 위에서 말이다. 아이 머리에 있는 전선과 기계가 연결되어 있기 때문에 침대에서 꼼짝없이 지내야 한다. 물론 대소변도 침대 위에서 받아 내야 한다.

H는 2차 수술을 앞둔 이 기간동안 경련도 아주 잘 했고, 침대 위에서만 지내는 생활도 의연하게 아주 잘 해 준 덕분에 간호하기도 매우 수월했다. 1주일의 관찰 결과로 H의 뇌 상태가 정확하게 파악이 되었고 수술할 부위가 왼쪽 뇌의 측두엽 일부와 전두엽 일부로 결정되었다. 전두엽은 새로 추가된 영역이었다. 수술 후 어떻게 될지 걱정은 더 커졌다.

2016년 2월 23일, 2차 수술날이 밝았다. 아침 7시 30분에 수술 준비를 위해 수술실로 이동했다. 실제 수술은 9시에 시작되었다. 지난 일주일간 관찰한 결과와 함께 수술실에서도 뇌파를 수시로 체크하면서 절제할 부분을 결정하여 제거한다고 한다. 1차 수술 때보다 시간은 더 걸려 오후 3시가 되어서야 끝이 났다. 그래도 일찍 끝난 것이라고 했다. 마취에서 깨어난 H는 1차 때보다 표정도 좋고 붓기도 없어 보였다. 중환자실로 이동했고 밥도 먹었고 밤 10시쯤엔 앉아 있기도 했다고 했다.

24일 오후 4시에 병실로 옮겼다. 이제는 37병동이 아닌 87병동으로 가야했다. 다행이 병실이 있어 바로 옮길 수 있었다. 그것도 5인실로 말이다. 87병동에 온 H는 잠을 많이 잤다. 얼굴은 생각보다 붓지 않았고 깨어서는 부끄러움을 매우 탔다. 나에게만 속삭이듯 말해서 의사선생님들이 수술 결과 확인차 이것저것 물어도 평소와 달리 입을 꾹 다물고 있어서 선생님들께서 애를 많이 태우셨다.

수술 후 둘째 날 H는 밤에 화장실에 가겠다며 침대에서 내려오려고 했다. 그래서 나는 H가 내려올 수 있게 보호자 침대를 디딜 수 있게 대어 주었다. H는 오른쪽 다리를 내려 오른쪽 발로 바닥을 지탱하고 섰다. 연이어 왼쪽 발도 바닥을 딛고 섰다. H가 자기 두 발로 서서 화장실로 걸었다. 아직도 그 모습은 영화의 한 장면처럼 나에게 생생하게 남아있다. 오른쪽 뇌를 수술했기 때문에 왼쪽 팔, 다리의 장애를 각오한 수술이 아닌가? 사지 멀쩡하게 돌아와 다시 서고 걷는 아이의 다리를 보면서 나는 기쁨과 찬미의 눈물을 흘리지 않을 수 없었다. 결과적으로 드러나는 부작용은 없었고 기억, 인지, 운동신경 모두 정상이었다. 야호! 다만 얼굴의 왼쪽 근육이 굳어서 표정을 지을 때 얼굴이 약간 일그러지는 듯이 보인 것만 살짝 나타났다. 이 현상도 일주일쯤 지나서는 사라져서 원래의 얼굴로 돌아왔다.

　김홍동 교수님께서도 원하는 부위를 모두 제거했고 수술도 아주 잘 되었다고 하셨다. 아프기 전 사진을 보신 김홍동 교수님께서 H더러 커서 아이돌 가수가 되라며 격려도 해주셨다. 정말 3월 5일, 퇴원하는 날까지 H는 한 번도 경련을 하지 않았다.


〈수술 그 이후, 일상에 돌아오다〉


　퇴원 후 한달간은 학교에 가지 않고 집에서 요양했다. 많이 자고 잘 먹고 편히 쉬면서 3월을 보낸 후 4월에 학교에 등교했다. H는 3학년으로 진급했고 자기 반을 찾아 자기 자리에 앉아 학교 생활을 시작했다. 2학년 때 아프고 쓰러지던 아이여서 몇몇 아이는 H가 아는 척 하는 것도 싫어했으나 대부분의 아이는 H의 이름을 불러주며 함께 인사 나누고 웃어주었다. 아이들의 잠깐의 눈인사나 편견없는 미소가 H가 학교에 복귀하고 생활하는데 큰 도움이 되는 걸 그 아이들은 잘 모를 것이다. 엄마 마음에는 그 아이들이 너무나 고맙고 또 고마웠다.

지금은 조퇴나 결석도 없이 학교에 꼬박꼬박 등교하며 하교 후에는 도서관에 가서 책을 읽으며 피아노 학원도 다니고 있다. 이뻐졌단 얘기도 많이 들었다. 다만, 다른 언어영역의 학습보다도 수리영역은 많이 뒤처지는 게 눈에 보인다. 부작용인가 싶지만, 뇌는 사용할수록 발달한다고 하니 미리 포기할 일은 아니었다. 그래서 2학년 때 못 외운 구구단과 씨름하면서 3학년 교과 과정에 어느 정도 따라가기 위해서 노력하고 있다.


### 〈그러나, 아직 끝나지 않았다〉

수술 후 3개월 뒤 외래진료를 받았다. 들뜬 마음으로 김홍동 교수님 진료실에 들어갔다. 저번 진료에서는 기적과 같이 나았다는 말씀을 하셨던 교수님께서 이번에는 청천벽력과 같은 말씀을 해주셨다. 4시간 뇌파검사에 10초씩, 약 1분 정도 경기파가 관찰되었다고 하셨다. 신랑과 나는 예상치 못한 결과에 충격을 받았다. 뇌파라니. 수술로 다 제거하지 못한 건지, 새로 생긴 건지 알 수 없었다. 약을 조정해서 뇌파를 잡아보자고 하셨다. 이 정도 뇌파는 사라질 수도 있다고 하셨다.

그러나 경기파라는 단어만으로도 나는 마음을 잡기 어려웠다. 실망이 컸다. 이제 뇌전증에서 어느 정도 벗어났다고 생각했는데, 그게 아니라니. 울적한 마음에 휴대폰에 있는 사진들과 동영상을 보면서 수술 전 경련과 약의 부작용에 시달리던 H의 사진이 눈에 들어왔다.

너무 큰 것을 기대했다는 생각이 들었다. 수술 전과 비교해 상상할 수 없을 만큼 좋아진 H의 모습을 보니 이 만큼도 정말 수술이 잘 되었고 성공한 사례라는 생각이 들었다. 경기파는 조금 관찰되었지만, H는 수술이후 경련도 전혀 하지 않고 일상생활을 잘 영위하고 있으니 다시 마음을 다 잡았다. 약으로 통제만 된다면야 아무래도 좋다. 3개월 뒤 검사를 해서 뇌파의 추이를 관찰할 예정이라 아직 단정적으로 완전히 나았다라는 생각은 할 수 없지만 관리를 잘 해서 꼭 완치시키고 싶다.

아직도 끝이 난 게 아니기에 우리는 다시 신발 끈을 동여맨다. 우리 H를 완치시키고 이쁘게 잘 키워서 아이돌 가수가 되든 뭐가 되든 뇌전증 홍보대사가 되어 많은 뇌전증 환자들에게 희망의 증거가 될 수 있게 말이다.

# 찾아가는 희망에 대하여

환자 I의 어머니

　뇌전증. 간질. 경기……. 어떻게 표현해도 아픈 말이다. 사실 나는 그 말이 주는 여러 맥락을 아직 극복하지 못했다. 그렇지만 절실히 극복하고 싶다. 나뿐만 아니라 당사자인 내 아들도, 또 내 남편도 마찬가지다. 아들은 지금 사춘기의 절정을 달리는 중학교 2학년이다. 그리고 나는 사추기思秋期의 절정을 달리는 갱년기다. 둘이 지금 누가 더 잘 버티나 대치 중인 것 같다. 들어는 봤나? 사춘기 우울증은 무서운 거고, 사추기 우울증은 슬픈 거라고.

　아들은 출산 시 생긴 뇌 손상으로 뇌전증이 발병했다. 출산 시라고 의사가 얘기한 적은 없다. 그냥 출산 시 4.2kg의 우량아였고 아주 힘든 자연분만으로 태어났으니 그렇게 생각한다. 그렇지 않으면 너무 괴로워지니까. '내가 육아에 서툴러서 아이를 다치게 했던 건 아닌가? 혹시 침대에서 떨어뜨렸나?' 별의별 상상을 다 하며 자책하다가 찾아낸 돌파구가 '출산 시 그랬겠다'이다. 지금에 와서 원인이 뭐 그리 중요한가 싶다. 내 아이가 뇌전증이라는 사실이 숨 막힐 노릇인 것을. 세 가지 약물을 섞어 먹여도 경기가 잡히질 않았으니 얼마나 절망했겠는가. 아파서 겪었던 서러움. 안 당해본 사람은 알 수 없다. 초등학교 2학년 때는 감정조절이 힘들어 친구와 싸움이 잦았고, 담임 선생님으로부터 등교 거부도 당해봤다. 수술 후에는 회복 덜 된 탓에 나타나는 행동과 어눌한 말씨 때문에 학교에서 '대머리 빡빡이 바보'라는 놀림을 받으며 따돌림도 당했다.

수술 후 2년에 걸쳐서 서서히 약을 줄이다가 끊고, 그 후 2년 정도가 흐르는 동안 치료가 계획대로 순탄히 진행됐다. 그래서 완치를 확신했다. 그때에는 정말, 원 없이 행복했다. 수영도 배우고, 농구도 배우고, 공부도 매번 참 좋은 결과를 받아 왔다. 수술 후 친구들이 뇌 수술한 바보라고 놀렸지만, 얼마나 노력하고 고생했는가? 그러다 시험에서 일등도 했다.

"엄마 이번 기말고사 내가 일등이래요."

눈물과 콧물이 쏟아졌었다. 맞다. 맞어, 우리 아들이 발병 전에는 똑똑했었지. 잊고 있었구나. 나도 한때는 '우리 아이는 천재인 거 같아'라고 즐거운 착각도 했었지. 이놈의 뇌전증이 즐겁고 행복했던 일들을 한순간에 묻어 버렸다고 생각했다. 시간이 흘러 서서히 친구들이 먼저 손을 내밀고, 같이 놀자고 하더니, 아들은 마음의 건강도 회복했다. 자존감이 성장했다. 6학년부터는 임원도 하고, 중학교에 입학하니 반장에 뽑혔다. '반장'이라는 게 별거 아닌 듯해도 늘 외롭게 따돌림당하고 친구 만들기 힘들어하던 아들에게는 아주 큰 일이고 행복한 일이다. 그 아이의 자존심과 직결되는 일이다.

6학년 겨울방학 때 수면 중 대발작을 했다. 그날 밤, 난 내가 꿈을 꾸는 줄 알았다. 사실, 수술 후 약을 끊고 수개월 후부터 이상 징후가 있었다. 갑자기 앞이 흐려지면서 멍해지는, 의식은 있지만 흐린 의식이 잘 회복되지 않는 그런 증상이 있었다. 짧게는 2~3초, 길게는 10초 안쪽으로. 주로 가만히 앉아서 공부할 때 그랬다. 어려서 증상설명도 잘 안 되고. 졸린 건지 의식이 흐린 건지, 그때는 본인도 분간이 잘 안 되는 상황이었다. 그러니 옆에서 보는 나는 알 수가 없었다. 본인이 멍하다고 하니까 그런 줄 알고 있었다. 말 시키면 대답하고 문제도 풀고 하니까, 혹시 졸려서 그런가 생각했을 뿐이다. 그게 전조인 줄은 몰랐다. 그냥 일반인들도 멍하게 있을 때가 있으니까. 어찌 되었건 뇌파 상에는 문제가 없으니 대수롭지 않게 넘겼다. 그런데 아들이 확실히 졸음과는 다르다고 했다. 방학 때 2박 3일 입원 검사를 했고, '이상이 없다'는 판정을 받았다. 결론은 뇌 안쪽 깊은 곳에서 생기는 경기파를 뇌 바깥쪽 정상파가 누르고 있어서, 뇌 표면 뇌파검사로는 잡히지 않는다는 것이었다. 그렇다고 이 상태로 약 복용을 시작하는 것보다는 본인이 잘 견뎌보라는 진단을 받았다.

그래서 견뎠다. 잘 견뎠다. 그날이 오기 전까지는. 그날 밤, 자다가 옆에서 이상한 소리가 났고, 아이는 발작 중이었다. '나 지금 꿈꾸나?' 슬프게도 꿈이 아니었다. 아이를 데리고 병원으로 갔다. 검사 후 뇌파가 안 좋아졌다고, 약을 처방받았다. 아침 100mg, 저녁 150mg. 그렇게 지금까지 복용하고 있다. 아들은 지금도 갑자기 눈앞이 뿌옇게 흐려지면서 멍해지는 전조가 있다고 호소한다. 당시 나는 멘붕이 왔고, 우울증을 느꼈으며 불안증도 생겨버렸다. 그 상황에 환자 본인은 오죽하겠는가. 아들이 죽고 싶다고 했다. 자기는 아무도 없는 깜깜한 동굴에 갇혀서 그 어떤 것도 할 수가 없고, 그 누구도 자기를 알 수 없다고 했다. 엄마도, 심지어 주치의 선생님도. 내 병을 앓아 봤느냐고. 내가 어떤 상태인지, 설명하면 알 수는 있느냐고. 아는 척, 이해하는 척할 뿐, 겪어보지 않았으면서 함부로 위로하지 말라고……. 그렇게 말하는 아이를 나는 보고만 있을 수밖에 없었다. 약 부작용 때문인지 아들은 늘 피로와 졸음과 어지럼증에 시달렸다. 그러니 공부는 안되고 성적은 떨어지기 시작했다. 늘 엄친아가 되고픈 울 아들 자존감은 바닥을 쳤다. 그냥… 공부고 뭐고 다 때려치우고 무조건 쉬라고 하고 싶었다. 다시 예전으로 돌아갈까 무서웠다. 그런 시간 속에서 용기를 먼저 낸 건 아들이었다. 뇌전증 캠프에 가보자고 했다. 다른 친구들은 어떻게 지내는지, 엄마나 의사가 아닌, 같은 병을 가진 사람과 같은 느낌으로 얘기하고 싶다고.

사실 별 기대 없이 혹시나 하는 맘으로 캠프에 갔다. 거기서 아들도 나도 큰 위로를 받았다. 소통을 했다. 병을 숨기기에 급급했던 내가 적극적으로 아이의 증상을 말하고 고민을 말하고……. 누구도 위로를 해주거나 하진 않았다. 다들 나처럼 속 시원하게 말을 했다. 늘 누군가가 알아차릴까 전전긍긍하다가 그곳에서 묻고 대답하며 공유했다. 아들도 그랬나 보다. 아들은 캠프에서 형을 만났다. 둘이서 매일 안부 문자를 하며 서로를 다독인다. 아들도 공감과 소통이 필요했던 것이다. 지금, 아들의 몸 상태가 달라진 것은 없다. 그렇지만 우리는 분명히 좀 더 편안해졌고 더 많이 웃고 더 많이 대화한다. 더는 좌절도, 자책도 하지 않는다. 그리고 또다시 완치를 소망한다.

나는 적극적으로 권하고 싶다. 소통의 기회가 생긴다면 놓치지 말고 꼭 잡으라고. 마음이 편안해지면서 병도 분명히 호전되리라는 희망도 생겼다. 아들이 재발하고 끊었던 수영을 다시 시작하려 한다. 안 되면 되게 하면 된다. 내가 같이 수영을 할 것이다. 난 물이 무섭다. 그래도 아들이 하고 싶어 하면 할 수 있게 해줄 것이다. 아들과 함께 할 것이다. 뭐, 아들 덕에 맥주병 탈출해 보는 거다. 이 글을 쓰고 있는 지금 아들이 내 옆에서 코를 골며 자고 있다. 개학 이후 많이 피곤한가 보다. 난 여전히 잘 때 아들 몸에 손을 올리고 잘 것이다. 왜? 내가 잘 때 아들이 아플까 봐. 아들이 아픈 것도 모르고 잠만 잘까 봐…….

극복할 수 있을까? 아들이 극복하면 나도 극복할 수 있다. 지금은 내가 아들의 극복을 기원하면서 이 글을 쓰지만 가까운 미래에 아들이 스스로 극복 수기를 쓸 수 있기를 바란다. 요즘은 새로운 고민이 생겼다. 주치의 선생님께서 자꾸만 늙어 가신다. 어쩔까나? 처음 뵐 때는 검은 머리였건만 어느새 반백이 되셨다. 우리 아들은 아직 쌤이 필요하단 말이지. 불로초라도 구해 볼까나?

# 왁자지껄 J네 이야기

환자 J의 어머니

〈처음에는 병인 줄 몰랐습니다. 사실은 병일까봐 두려웠습니다〉

J는 태어나서 2개월 만에 엄마와 떨어져 살게 됩니다. 99년 당시 출산휴가가 60일 밖에 안되어 부천 외가에 J를 맡긴 채 엄마는 회사와 학교과정을 마무리하기 위해 안산으로 갑니다. 그리고 금요일 저녁이면 다시 J를 만나고 일요일 오후 J를 재워놓고 몰래 다시 안산 집을 향해 나섭니다. 이렇게 주말 모녀로 지내기를 21개월을 보내고 어린이집 영아반에 보내기 시작하면서 엄마와 함께 살게 됩니다.

J는 엄마가 바쁘고 힘들 때 더 많이 아팠습니다. 사실은 J가 엄마에게 함께 있어달라고 보낸 간절한 메시지였을 테지만 헛똑똑이 엄마는 열나면 해열제를 콧물 나면 감기약을 먹여가며 훗날 일어날 일들을 꿈에도 모른 채 앞만 보며 달려갑니다. 4살이 되던 해 어린이집 선생님이 다른 아이와는 조금 다르다며 치료를 권하였습니다. 선생님이 J의 자유로움을 이해 못한다고 생각하며 그저 "네."라고 답하고는 아무것도 하지 않았습니다. 6살이 되어 그림을 보니 완전 어린 영아반 아이들이 그린 그림과 같았습니다. 주변 사람에게 물어보니 놀이치료를 받으라고 하더군요. 이번에도 병원이 아닌 놀이치료실에 보냈습니다. 놀이치료실에서 이것저것 대답하다 알게 되었습니다. 헛똑똑이 엄마는 외가집에 맡겨 놓을 때 아이와 헤어지는

방법이 잘못되어 J가 산만하고 글도 모르고, 그림도 못 그린다고 정리해버렸습니다. 그리고 엄마는 엄마대로 애착장애와 관련한 공부를 하고, J는 놀이치료를 하고 그렇게 2년을 보냈습니다. J는 자꾸 밥 먹다 밥숟가락을 흔들고, 공부 책상을 펴놓으면 머리를 쿵하고, 가만히 있다가 거실을 뛰어다니고, 잡아다 놓으면 조금 있다가 또 정신없게 하고, 어린이집을 탈출하고, 집단 놀이를 못하고, 혼자 빠져나와 머리를 한 뭉텅이 잘라놓고…….

J의 일탈비행(?)은 증상이었건만 병인 줄 모르는 엄마와 아빠는 그렇게 얼토당토않게 대처하고 있었습니다. 초등학교 입학해서 동네 소아청소년 정신의학과에 방문하니 ADHD약을 처방해주었습니다. 그 약은 J를 얌전하게 하였지만 활기를 빼앗았습니다. 동네 정신과 선생님은 애착장애에 대해 좋은 상담을 해주실 강북삼성병원 ⓝ 박사님을 소개해주었습니다. 그리고 1학년 여름방학에 ⓝ 선생님을 만나고 이것저것 검사하고, 그리고 J가 뇌전증이라는 것을 알게 되었습니다. 뭔가 이상했지만 우리아이는 별일 없을 것이라고 속으로 빌고 또 빌었습니다. 그러나 수건으로 입을 틀어막고 울어야 하는 절망과 고통의 병명을 들었습니다. 아이를 재우고 벽에 걸려있는 십자가 고상을 보며 "제가 무엇을 잘못했습니까?"라고 울부짖는 일이 매일 밤마다 되풀었습니다.

제가 무엇을 잘못했을까요? 지금 생각하면 부끄럽고 미안해서 얼굴이 달아오릅니다. 사실 조금만 예민했어도 즉각 병원에 달려갔겠지요. 그러나 14년 전에는 다른 것만 하였습니다. 힘들어하면서도 가장 먼길로 가장 아닌 길만 찾아다니며 애꿎은 하느님만 원망하느라 또 잠만 설쳐댔습니다.

〈그저 약만 잘 먹이면 괜찮다고 생각했습니다〉

　강북삼성병원에서 처음에 처방받은 약은 4가지 종류였습니다. 효능효과를 보니 안심이 되었습니다. 이런저런 자료를 찾아보니 약물로도 충분히 일상생활이 가능하다는 전문의 선생님의 의견이 많았습니다. 그렇습니다. 그렇게라도 헛똑똑이 엄마는 위로받고 싶었습니다. 뇌전증이라는 내놓기도 부끄러운 병을 낫게 하고 싶었습니다. 병은 소문내야 한다고 해서 도와줄만한 사람들에게 아이의 상황을 이야기 했습니다. 많은 우여곡절을 겪은 사이 J의 약은 8개로 늘어났고 증상은 물론 나아지지 않았습니다. 여기서 잠깐, 아빠는 뭐했느냐고요? 엄마의 무식함을 익히 알고 있었고, 그 대행진을 더욱 말릴 수 없다는 것을 익히 알고 있던 터라 엄마 눈 밖에 나지 않기 위해 가자면 가고, 있으라면 있고…… 나중에 물어보니 빨리 무식함을 깨닫기를 바랐다하더군요. 그리고 강북삼성병원의 상담에서 더 이상 늘릴 약이 없으니 수술을 권하는 말을 들었지요. 수술이라는 말에 다시 좌절하고 새로운 방안을 찾아보기로 합니다. 이번에는 아주 합리적인 방법으로 시도합니다.

　비합리적 여러 가지 시도는 무엇일까요? 엄마의 간절함일까요? 어떤 간절함일까요? 저는 아마도 아이가 완치 될 수 있다는 비합리적 신념에 집착한 것 같습니다. 아이의 완치가 저의 체면을 살려줄 수 있다는 그런 비합리적 신념이었던 거죠. 그 와중에도 내 아이는 괜찮을 것이라고 최면을 걸었습니다. 주변 지인들의 걱정을 오히려 위로하며 교만하였습니다. 무너져 가는 가슴을 애써 무시하며 저 멀리 손에 잡히지 않을 기대를 현실처럼 착각하고 스스로를 기만하였던 거지요. 그 허황된 기대를 현실로 되돌려 놓는 것은 다름 아닌 아이의 증상과 의사의 현실적인 제안이었습니다. 아직 어린 여자아이의 머리와 가슴에 수술자국을 남긴다는 것은 허세 엄마에게는 너무나 가혹한 제안이었습니다.

### 〈소아 뇌전증 권위자와 함께하는 합리적 실패 대행진〉

여러 가지 정보 수집 과정에서 알게 된 김흥동 선생님과 연세대학교 신촌 세브란스 병원은 제가 피할 수 있다면 피하고 싶었던 곳입니다. 우선 대기가 많다는 소문, 그렇게 친절하지 않다는 평가, '50분 기다리고 5분 진료받는다'는 최고 권위자라는 등등의 이야기를 듣고 저는 꼭 이곳이 아니어도 괜찮아하며 여우와 신포도 일화처럼 다른 병원을 전전하였습니다. 하지만 수술을 피하고자 신촌 세브란스 병원에 전화로 예약하고 과거에 어렵게 촬영한 MRI CD도 들고 병원을 찾았지요. 그렇게 시작한 첫 진료. 모든 검사를 처음부터 다시 시작했어요.

선생님의 첫인상은 부모에게는 조금 차가웠지만 J를 보는 시선은 아주 따뜻했습니다. 그리고 병원 대기는 생각보다 그렇게 길지 않았고, 선생님의 진료시간은 부족하지 않았습니다. 비디오 뇌파, MRI, 인지검사 이후 '레녹스-가스토 증후군'이라는 진단명을 받았습니다. 완전 지독하고 복잡한 증상을 가진 난치성 질환으로 진단되었습니다. 뇌전증을 조사하다가 '이것만은 아니겠지'라고, 제발 아니길 바랐던 레녹스-가스토 증후군에 딱 걸린 것이지요. 그래도 약이 줄어서 처음 출발이 가볍게 느껴졌습니다. 처방약은 그동안의 약과 종류가 다른 4개를 처방받았거든요.

관찰하고 기록하고 보고하고 검사하고 그렇게 2년이 지나고 '케톤 식이요법'을 시도합니다. 케톤 식이요법이 힘들지만 고개 떨구는 증상이 조금씩 나아졌고, 집중력과 참을성이 좋아졌습니다. 케톤 식이요법 당시 우리 가족은 고행을 자처하는 수도승처럼 하루하루 견디며 보냈습니다. 누구라도 그만하자 하고 싶지만 아무도 그것을 이야기할 수 없었습니다. 그 팽팽한 긴장을 주치의 선생님이 정리해 주시더군요. 효과가 없으니 이제 그만하자고. J에게 뭐가 먹고 싶냐고 물으니 '딸기 우유'랍니다. 천천히 회복식으로 돌아오라는 지시는 무시하고 병원 본관 편의점에서 딸기우유 세 팩 사서 J와 엄마아빠가 달콤하게 들이킨 기억이 납니다. 성적과 관계없이 시험을 끝낸 홀가분함이란 이런 거겠지요. 그렇게 다시 검사와 약물 치료를 되풀이하다가 3학년 때 수술을 제안받습니다. 수술을 피해서 왔건만 피할 수 없었습니다. 돈도 없었습니다. 용기도 없었습니다. 그런데도 즐거운 마음으로 생전 처음 듣는 검사도 받고 심지어 서울대학교병원에 가서 3D뇌파검사도 받았습니다.

겨울방학에 수술을 했습니다. 수술하면 정말 씻은 듯이 나아질 것이라는 강력한 기대를 가지고 또다시 깨방정을 떨었나봅니다. 6시간 남짓 수술을 마치고 중환자실에서 하루 전극을 연결해 1주일간 모니터하기 위해 1인실로 옮기고 얼마 후 아이는 점점 의식이 없어졌습니다. 뇌부종이 생긴 것입니다. 분명 선생님이 수술 성공률이 95%라고 했건만 5%의 비극이 바로 우리 아이에게 생겼습니다. 새벽 응급수술에 달려오신 선생님들의 심각한 태도에 뇌량절제술을 받기로 결정했어요. 뇌량절제술 후 놀라울 정도로 J의 증상은 개선되었습니다.

수술 이후 J는 많이 회복되어 한글도 읽고 쓸 줄 알게 되었어요. 학교생활도 잘 해냈습니다. 우리 가족은 4년 동안의 경험으로 지적장애 등급도 받고, 특수반 장애 아동가족으로서 특수한 임무를 수행하고 있었습니다. 특수한 임무가 일상이 되어갈 때 쯤 J의 경련은 다시 시작되었고, 또다시 수술을 제안받았씁니다. 그에 대한 거부와 고민이 이어졌습니다. 그리고 언제나 그랬듯이 그 끝은 선택이었습니다.

끝없이 이어지는 검사를 받았어요. 입원하고 수술하고 모니터하고 중간 뇌출혈로 다시 수술하고 모니터하고 마지막 수술을 마치고 일반병실로 옮겨왔습니다. 그 과정에서 J는 총 5번 수술실에 들어갔다 나왔어요. 그것을 모두 견딘 J가 존경스러웠습니다. 놀라울 정도로 회복도 빨랐습니다. 당시 유행하던 유행어로 '수술의 달인 J선생'이라는 별명도 생겼습니다. 약도 한가지로 줄었고 경련은 없었습니다. 이제 완치를 기대해도 좋을까요? 어떨까요? 하긴 오죽하면 희귀난치성질환이라고 할까요?

중2 겨울방학 시작 직전이었어요. J는 8년간의 투병동안 한 번도 하지 않았던 대경련을 하며 저의 조심스러운 기대에 대반전을 안겨주었습니다. 응급실에 달려가고 약 용량을 늘렸지요. 다행히 하루 만에 퇴원하였습니다. 대경련의 경험은 그동안 제가 얼마나 편하게 지내왔는지를 알려주었습니다.

2분간의 고통은 견디기 어려운 긴 시간이었습니다. 의식은 돌아왔지만 편마비가 덜 풀려 움직일 수 없는 팔, 다리를 보는 절망감과 그 후 계속되는 무기력함은 말로 표현하기 힘들었어요. 2년간 2번의 대경련은 우리가족에게 예민함을 선물해주었습니다. 작은 소리, 작은 몸짓에도 즉각 반응합니다. 10년이 지나 대경련의 쓴맛을 보고서야 저는 비로소 뇌전증 환아의 보호자가 되어가고 있습니다. J는 그동안 아가에서 아이가 되었고 소녀에서 숙녀가 되어가고 있습니다. 초등학교 2학년 9살부터 18살까지, 고2 소녀의 합리적 실패는 새로운 시도와 도전을 만들어내고 있습니다. 매일매일 실패하고는 있지만 그 실패는 가족을 더 손잡게 하였습니다. 그 실패는 기대와 다른 결과를 견디어내는 힘을 주었습니다. 그 실패는 고통을 견디면 쉴 틈도 있다는 것도 알게 하였습니다.

〈장애 소녀와 그 가족의 성인 준비〉

J는 노래를 잘 합니다. J는 춤도 잘 춥니다. J는 난타 특기도 있습니다. 전국 장애인학생 난타 대회 나가면 입상은 기본입니다. J는 학교도 잘 갑니다. 그래서 매년 개근상을 놓치지 않았습니다. 2017년 J는 고3이 됩니다. J는 입시 공부보다 성인이 되었을 때 자립하기 위한 직업적응 훈련을 해야 합니다. 그래서 J는 복지일자리 참여를 위해 우체국 면접시험을 보았습니다. 인터뷰 연습과 우편물 분류연습도 열심히 하였습니다. 결과는 5등입니다. 아쉽게도 3등까지만 우체국에서 일할 수 있습니다. J는 정말 시원하게 "다시하면 돼"라고 합니다. 그리고 3일 후 학교 급식실에서 일하게 되었다는 통보를 받았습니다. J는 급식실에서 주14시간 일합니다. 그리고 약간의 월급도 받습니다.

하루 14시간씩 공부하는 친구들에 비하면 우습지만 혼자서 선생님의 도움 없이 급식실 퇴식구에서 친구들이 놓아둔 식기를 정리하는 J의 모습이 대견합니다. 그 모습을 보면서 우리는 J의 평생을 설계합니다. 아침마다 J를 건드는 경련을 견디면서 J는 여전히 노래도 잘하고, 춤도 잘 추고, 난타도 잘하고, 학교도 잘 갑니다. 얼마 전 J가 진짜 대경련을 했습니다. 그래서 엄마는 항상 혼란스럽습니다. 엄마는 약하디 약하지만, 강하고 또 강해지기 위해 거짓으로 차가워집니다. J의 증상과 변화에는 예민하지만, 그로 인해 엄마 자신은 더 나약해지고 더 무기력해집니다. 엄마는 이러한 불균형에 흔들리며 하루를 보냅니다. 그래도 뒤뚱거리며 흔들리면서도 엄마는 넘어지지 않습니다.

엄마는 J에게 "저 아파요. 도와주세요."라는 말을 가르칩니다. 그리고 "고맙습니다"도 알려줍니다. 미안함은 뭔가를 다 못하고 아쉬울 때 하는 말입니다. 고마움은 나의 부족함과 필요함이 채워졌을 때 하는 말입니다. 그 말을 J에게 가르쳐주면서 엄마인 저도 그 말들 매번 다시 배웁니다. 뇌전증과 '소심이'와 함께 지내고 있는 J가 못된 엄마를 겸손하게 합니다. 울 애기 'J'가 고마운 것이 무엇인지를 알게 합니다. 사랑하는 J가 엄마를 헛똑똑이가 아니게 합니다. 그렇게 J를 사랑해 나가면서 저도 사랑을 배우고 있는 것 같습니다.

# 행복한 소리

환자 K의 어머니

16개월 때 계단에서 떨어지던 날을 잊을 수가 없다. 잠깐 사이에 사고가 일어났고 잠깐 울던 아이는 잠이 들었었다. 다니던 소아과에 전화했다. "깨서 토하면 즉시 병원으로 데리고 오세요. 많이 안 울고 잠이 들었으면 괜찮을 거예요"라며 나를 안심시켜 주시던 선생님의 말씀에 '그래 삼신할머니가 도와주실 거야'라고 생각하며 안도했었다.

다음 날이 일요일이라 아이는 평소와 같이 아빠랑 블록 쌓기를 하면서 놀았다. "어이 K, 너무 고민하는 거 아냐?"하며 웃던 애기 아빠가 "얘가 왜 이러지?"라고 말하면서 아이를 안았는데. 입술은 파랗고 입에서는 약간의 거품이 올라오고 눈동자가 위로 올라가며 온몸을 부들부들 떨었다.

급히 당직 병원으로 향하던 중 아이는 큰 한숨과 함께 본래의 모습으로 돌아왔다. 하지만 우린 병원에 들러 자초지종을 설명하며 이런 일은 처음이라는 이야기를 몇 번이나 했었던 것 같다. 젊은 당직 선생님은 지금은 별다른 이상을 못 찾겠으니 또 이런 일이 생기면 큰 병원을 찾아가라는 말씀만 하셨다. 오후 내내 아무 이상 없이 잘 놀았고, 잠도 잘 자서 한시름 놓았었다.

다음 날 아침 평소처럼 누나 등굣길을 세발자전거에 앉아서 따라가려던 녀석이 어제와 같은 증세를 보였다. 여기저기 전화를 하던 중 회사에 갔었던 남편이 신촌세브란스 병원에서 경기하는 애들을

216

잘 치료한다는 얘기를 듣고 먼저 병원 가서 접수 하고 있을테니 택시타고 오라고 했다. 택시 안에서 아이는 평온을 되찾았고, 그제야 나는 아무것도 없이 아이만 안고 뛰었다는 사실을 알았다. 다행히 좋은 기사님을 만나 나중에 입금해 주기로 하고 계좌번호만 받아서 병원 응급실로 뛰어갔다. 이것저것 검사를 했다. 드디어 입원 이틀 만에 '뇌전증'이라는 병명을 들을 수 있었다.

앞으로 못 걸을 수도, 말을 못 할 수도 있다는 이야기. 귀에서 윙윙하는 소리가 들리더니 점점 선생님의 말이 모기 소리만큼 들려왔다. 그날 남편이 꺼이꺼이 소리 내며 우는 모습을 그때 처음 봤다. 제대로 치료받으면 좋아질 거라는 선생님의 말씀을 동아줄처럼 느끼며 열심히 약을 먹었고 치료를 받았다. 하지만 기초 체온에서 조금만 올라가도 발작을 하는 아이를 보는 가족들은 간이 쪼그라드는 나날들을 얼마나 많이 보냈는지 모른다. 작은 소리에도 민감하게 깜짝깜짝 놀라서 일어나니 우리 가족은 밥 먹을 때도 한 손에는 숟가락을, 다른 한 손에는 젓가락을 들고 먹었었다. 4살부터 교실을 다녔고 언어치료도 병행했다. 걸을 때 상체가 앞으로 15도 정도 쏠려 있어서 넘어지기 일쑤였으므로 업고 다녔다. 초, 중, 고를 일반학교 특수 학급에 다니면서 학교에서 발작한 적은 초등학교 때 운동장에서 한번 했었다. 감기에 걸리지 않게 조심했고, 스트레스 받지 않게 많이 놀아 주었다. 밥을 안 먹는 날에도 약을 꼭 먹였다. 가족여행을 가던 중 약을 빼놓고 왔을 때도 남편은 소리 한번 내지 않고 차를 돌려 약을 가지고 오라며 기다려준 적도 있었다.

누나는 모든 신경이 동생에게 기울어져 있는 아빠, 엄마에게 한번도 불평 하지 않았다. 소풍도 혼자 다녔고 집에도 혼자 있는 날이 많았는데도 늘 동생에게 양보해 주었다. 지적장애 2급의 꼬리표를 달고 있기는 하나 발작도 뜸해지고 의사 표현도 하나씩 늘어나서 헛고생하는 건 아니라는 생각이 들었다. 중학교 2학년 때 뇌파가 안정적이라는 말씀을 해주셔서 염치 불구하고 선생님 앞에서 울어 버린 적도 있었다. 잠재되어 있는 뇌전증파가 아직 남아 있기는 하나 조금씩 약을 줄여 나가자는 선생님의 말씀을 잘 지키며 지내 왔었다.

K는 고등학교를 졸업하고 보호 작업장을 다녔다. 커피에 관심을 가져서 바리스타 교육을 수료하고 자격증을 땄다. 지금 당진 도서관 북카페에 출근한지 한 달 되었다. 2016년 4월 15일 새벽 6시 버스를 타고 병원에 갔다. 뇌파사진을 찍고 진료를 기다리는 동안 진료 전 상담지에 자랑하듯 글을 쓰기도 했다. "오늘은 어떤 긍정적인 얘기를 들을까?"라는 기대를 하며 진료시간보다 40분 정도 늦게 진료를 받았다.

6개월 만에 보는 선생님께서 "이제 약을 끊어도 괜찮겠어요."라는 말씀을 하셨다. 줄이는 방법은 옆에 선생님께서 설명해 주신다며 1년 있다가 뇌파사진 찍어 보자고 하셨다. 처방전을 받으러 가면서 마음이 이상했다. 16개월부터 23살이 된 지금까지의 아들 녀석과 지낸 일들이 영상 슬라이드로 머릿속을 스치자 눈물이 났다. 이 소식을 같이 듣지 못하는 남편이 생각났다.

남편은 4년 전 아들 녀석이 고3일 때 먼저 하늘나라로 가버렸다. 중환자실에서 목숨 줄을 잡고있는 남편 귀에 대고 "아이들 잘 돌볼 테니깐 걱정하지 말고 먼저 가 계세요."라고 했더니 눈물을 쭈르르 흘렸다. 시어머니께서 아무래도 K 때문에 눈을 못 감는 것 같다며 안심시켜 주고 나오라기에 설마하며 반신반의하며 해줬던 말이었다. 남편은 그 다음 날 이른 새벽에 우리 곁을 떠났다. 지금도 그날만 생각하면 가슴 한 구석이 아리다. 오늘 이 행복한 소리를 나 혼자만 들어서 남편에게는 미안하면서도, 아들의 증세가 호전된다는 사실에 행복했다.

"K야, 고마워. 약 거부 안 하고 잘 먹어줘서."

토닥토닥 등을 두들겨 주니 씨익 웃었다. 1년 동안 지금처럼 잘 지내다 뇌파 찍고 오늘처럼 행복한 소리를 또 듣고 싶다.

# 긴 기다림은 큰 기쁨이 되었다!

환자 L의 아버지

2000년 여름의 일이었습니다. 예쁘게 내리는 여름비를 보다가 두 아들을 데리고 아파트 앞 초등학교 운동장으로 갔지요. 운동장에서 아이들은 비를 맞으며 물길을 만들고 댐도 만들고 실컷 흙장난을 하고 집에 돌아왔습니다. 목욕을 시키곤 낮잠을 재웠어요. 얼마쯤 지났을까요. 잠이 깬 둘째가 일어나 있는 걸 봤습니다. 둘째를 불러보았는데, 멍하니 한 곳만 응시하고는 아무 반응이 없었습니다. 이름을 불러도 마찬가지였습니다. 그게 시작이었습니다. 귀엽고 똑똑하고 딸 노릇까지 하느라 애교 많던 네 살짜리 둘째 아들 L은 뇌전증 진단을 받았습니다.

다행히 그날 운명적인 만남도 있었습니다. 간헐적으로 일어나는 둘째의 전신발작에 당황한 아내는 울기만 습니다. 아내를 달래어 동네 병원으로 급히 향했습니다. 의사선생님은 큰 병원으로 가라고 하셨습니다. 응급차를 타고 추천해준 상계 백병원을 향했습니다. 그곳에서 김흥동 선생님을 뵙게 되었어요. 선생님의 첫인상은 10점 만점에 빵점이었습니다. 아이를 걱정하는 마음에 우리 아이 좀 고쳐달라고 큰 소리를 치며 떼를 쓰는 우리에게 냉정하고도 단호한 목소리로 "나를 믿고 내가 지시한대로 따르지 않을 거면 다른 병원으로 가세요!"라고 하셨죠. 그때는 그런 선생님의 말씀이 얼마나 차갑게 들리던지. 그래도 우리는 선생님을 믿고 따를 수밖에 없다고 생각해 선생님을 믿고 따르기로 했습니다.

그렇게 해서 둘째 아들의 뇌전증과의 긴 싸움이 시작되었습니다. 지방 소도시에 살던 터라 병원에 아내와 아이를 두고 세 살 위인 큰아이를 돌보며 기차나 버스를 타고 병원을 오갔습니다. 당시 병원을 오가며 썼던 일기는 지금 읽어도 하염없이 눈물이 납니다. 내가 지은 죄가 많아 내 아들이 대신 벌을 받는다고 자책하면서도 하늘과 세상을 원망하기도 했습니다. 당시는 뇌전증이란 병명보다 간질이란 병명으로 불리는 게 더 보편적이었었는데 간질에 대한 사회적 편견과 낙인이 심했기 때문에 우리 부부는 부모님을 포함한 가까운 친구나 친척들에게도 둘째가 앓고 있는 병에 대해 말하지 못했습니다. 그런 속앓이와 함께 시작된 입원치료는 겨울이 되어야 끝났고 그 후로도 지루한 통원치료가 계속되었습니다. 그 사이 얼마나 많은 일들이 있었는지 말로 다 하기 힘듭니다. 그래도 많은 분들의 도움과 믿음이 있었기에 그 시간들을 이겨낼 수 있지 않았나 싶습니다.

　의료분쟁으로 대학병원 파업기간이었던 때가 생각나네요 진료실 문들 닫을 수밖에 없는 상황에서도 김흥동 선생님은 우리 아이를 돌봐주셨어요. 그뿐이겠습니까. 그 긴 시간을 잘 버티어준 우리 둘째. 둘째를 보며 저는 배웠습니다. 아이는 부모의 기대대로 자라는 게 아니라 부모의 믿음만큼 자란다는 걸요. 그 믿음만큼 저 또한 힘을 얻었다는 것을 배웠습니다. 고사리 같은 손으로 한 줌이나 되는 약을 하루 두 번씩 15년 동안 꼬박꼬박 먹으면서도 잘 커준 아들 믿었고, 그 아들을 눈물로 지키고 사랑으로 키워준 내 아내를 믿었습니다. 그 믿음이 우리들을 얼마나 굳건하게 만들어주었는지 모릅니다.

　2016년 20살이 된 아들은 대학에 합격했습니다. 지난 1월 정기

검진 때 김흥동 선생님은 우리 아들의 손을 잡아 주시며 진심으로 축하해 주셨습니다. 요즘은 바리스타가 되겠다고 학원을 다닙니다. 필기시험도 합격하고 2월말에 있을 실기시험을 준비하며 분주히 보내고 있습니다. 그렇게 자기 일에 열중하고 있는 아들의 뒷모습을 보고 있노라면 갓 내린 커피보다 더 싱그러운 향기가 나는 것만 같아 콧등이 시큰해지곤 합니다.

의학기술의 발달과 신약의 출시로 뇌전증 치료에 대한 변화가 커지고 있습니다. 아들의 6개월 치 약봉지가 무겁기만 했는데 이제는 그 봉지 안에 희망을 함께 담고 다닌다고 생각하니 가볍기만 합니다. 아들의 힘겨운 싸움 앞에서 씩씩한 아버지의 모습을 보이기 위해 34살에 공부를 다시 시작했고 지금은 대학에서 강의를 하고 있습니다.

아들의 뇌전증 발병 후 15년간의 긴 기다림이 이렇게 큰 기쁨이 되게 도와주신 세브란스 어린이병원 김흥동 선생님과 간호사 선생님들께 진심으로 감사드립니다. 그리고 동생 곁에서 외로움을 이겨 내면서도 멋진 남자로 자라 해병대 입대를 앞두고 있는 큰 아들과 '엄마'라는 숭고한 이름에 어울리는 사랑하는 아내에게 고마움과 사랑의 마음을 바칩니다.

# 이제 경기가 일어나지 않아요

환자 M의 양육자

우리 아이는 태어날 때 몸에 이상이 있었던 건 아니었다. 유치원 다닐 때 집 앞에서 교통사고를 당한 것 외에는 큰 외상을 입은 적도 없다. 아이가 처음 발작을 일으킨 것은 7살이 되던 해 10월 초쯤이었다. 고개가 오른쪽으로 반사적 3번 돌아가는 증상을 보인 후 발작은 더 격렬해졌다. 입술의 핏기가 사라지고 파리해졌다. 눈동자는 흐리멍덩하고 입에 거품을 물었다. 거기에 더해 정신까지 잃었다. 119가 오기 전 증상은 멈췄지만 응급실로 향했다. CT를 찍어보니 이상이 없었고, 1주일 후 뇌파검사를 하니 경기파가 있다고는 했으나 약은 먹지 않고 지켜보는 것이 좋겠다는 것이 의사의 진단이었다.

2학년 1월, 세브란스로 와서 처음 진료받고 기차 타고 내려가던 중 기차 안에서 경기를 했다. 1차 경기 때 정신은 있었고 눈동자만 한쪽이 돌아갔다. 질문에 대답은 했지만 정상은 아니었다. 침으로 손따고 구토하고 나니 괜찮았다. 기차에서 내려 잠시 쉬어가려고 내렸다. 그리고 이어진 2차 경기. 5분 정도 있으니까 다리에 힘이 풀리면서 점점 정신을 잃어 갔다. 아이를 부축하면서 119를 불렀으나 빨리 오지 않아 택시를 타고 병원으로 이동했다. 오른팔이 반사적으로 조금씩 움직이더니 나중엔 팔이 요동쳤다. 난 기사님께 빨리 가 달라고 했고 병원 도착해서 주사를 맞고 잠이 들었다.

3학년 2학기 기말고사 보던 중 선생님께서 전화하셨다. M이 시험지를 넘기다가 행동이 그대로 멈췄다고 했다. 학교에 가보니 소파에 누워있었다. 경기 패턴이 완전히 바뀌었다. 그것을 로봇 경기라 했다. 학원은 물론 방과 후 학습도 다 그만두었다. 나중엔 학교 다니는 것은커녕 일상생활도 힘들었다.

하루에도 몇 번씩 정신을 잃었고, 4개월 동안 서울 병원을 입원 퇴원을 반복했다. 그때 교수님께서 마지막 방법으로 수술을 권하셨다. 수술을 결정하고 여러 가지 검사를 했다. 수술일이 잡혔다. 그때가 아이가 4학년이 되던 해 3월 3일. 아직 꽃샘추위가 이어지던 초봄이었다. 1차 수술(머리 안에 칩 넣는 수술)과 2차 수술(칩 넣은 부위에 경기파가 흐르는 곳을 찾아 치료하는 수술)이 계획되었다. 우선 1차 수술을 하고 경기 하기를 기다렸다. 그런데 하루 이틀 3일이 지나도 거짓말 같이 하루에도 몇 번씩 경기하던 아이가 경기를 일으키지 않았다. 경기를 하면 그 부위를 정확히 찾아 절개하면 되는데 경기를 하지 않으면 1차 수술한 의미가 없었다. 경기를 하지 않아 2차 수술은 미뤄졌고 난 더 초조해지기 시작했다.

난 더는 기다리기만 할 수 없어서 경기를 시키기 위해 뭘 해야 할까 생각했다. 습도, 전자파, 피곤함이 경기와 관련이 있다는 걸 알고 있었기에 가습기를 사다가 틀어주고 게임도 많이 시키고 피곤하게 만들었다. 그 결과 경기를 총 3번 정도 하게 되었다. 경기 부위를 측정해 2차 수술을 했다. 아이는 왼쪽 후두부에서 시야를 담당하는 부위를 절개했다. 수술하고 나서 많이 힘들어 했지만 어린아이라 회복이 빨랐다.

지금은 5학년 학교도 학원도 잘 다니고 있다. 운동이 필요하다고 그러서서 댄스, 요가까지 시켰는데 잘 다니고 있다. 수술하고 나서 경기는 하지 않았다. 다만 집중력이 조금 약해서 운동을 열심히 하려고 노력하는 중이다.

김흥동 교수님, ⑩ 교수님, 그 밖의 많은 의사 선생님들 덕분에 우리 아이가 정상적인 생활을 할 수 있게 되어서 정말 감사드립니다.

건강하시고 행복하십시오.

# 란다우-클레프너 증후군 발병에서 극복까지

환자 N의 어머니

1991년 12월에 태어난 N은 귀한 외동딸로서 다른 아이들에 비해 성장 속도가 빨라서 8개월 만에 걸음마를 시작하고, 말과 글도 일찍 깨우치면서 건강하게 자라고 있었다. 1996년 3월쯤 집에서 가끔 N를 부르면 대답하지 않는 경우가 있었지만 아이가 너무 책에 집중한 것이라고 긍정적으로 생각했다. 그러던 중 집에서와 마찬가지로 어린이집 교사로부터 "N은 이름을 불러도 대답을 하지 않는다."라는 이야기를 듣고 인근 이비인후과 진료를 받았으나 아무런 이상이 없었다. 그해 12월, 말이 어눌해 지면서 표현력이 떨어지고, 듣지도 못하는 것을 확연히 느끼게 되어 이비인후과에 다시 가서 내이 검사를 받게 되었다. 그 결과 청력 기능은 이상이 없으나, 청각 장애의 정확한 진단을 위해서 추가검사가 필요하니 대형 병원에 가서 진료를 받아보라는 권유를 받았다. 상계 백병원 소아정신과에서 뇌파검사를 실시하고, 소아신경과에서 MRI검사 및 대사 검사, 비디오 뇌파검사 등을 실시한 결과, 보통 3세~8세 사이에 언어를 처리하는 뇌의 측두엽 양쪽에 비정상적인 전기파가 발생하여 청각에 악영향을 주는 '란다우-클레프너 증후군'이라는 진단을 받았다.

3년여에 걸쳐 다양한 약물치료를 해 보았지만 별다른 효과를 보지 못하자 뇌수술 실시 전에 마지막 수단으로 케톤생성 식이요법을 하기로 결정했다. 당시 국내에서는 케톤생성 식이요법은 유명하지 않았다. 낯선 치료법이었지만 외국에서는 어느 정도 항경련 효과가 있는 것으로 입증된 요법이라고 하였다. 그래서 거리가 먼 세브란스 병원보다 집에서 가까운 상계 백병원으로 다시 옮겨서 상담을 하게 되었다. 상담과정에서 N처럼 난치성 증상에는 케톤생성 식이요법보다는 뇌수술(연막하 절제술)이 가장 효과적이지만 부모 희망대로 우선 식이요법을 시작하고, 2개월 동안 추이를 지켜보기로 했다. 1999년 5월에 식이요법 사전 절차로 금식에 들어가서 30시간 만에 케톤이 3개 검출됨으로서 정상적으로 식이요법을 시작하게 되었다. 지금은 많이 보편화가 되었지만 그 당시에는 케톤생성 식이요법식단의 비율, 열량과 칼로리를 계산하는 엑셀 프로그램이 없었다. 이를 직접 만들어 사용하고, 필요한 환자에게 도움이 되도록 영양사에게도 그 프로그램을 알려주었다.

식이요법 초기에는 탄수화물에 익숙한 N이 지방과 단백질 음식에 적응하지 못하여 매번 토하는 일이 반복되면서 탈수증이 나타났다. 앙상한 뼈와 가죽만 남은 초췌한 모습을 보이자 부모로서 해줄 수 있는 게 아무것도 없다는 사실에 가슴이 저리고 마음이 아팠다. 또한 식이요법 1개월이 지나도 몸이 약해질 대로 약해진 상태였는지라 증상도 나아지기는커녕 더 심해졌다. 마지막 수단인 케톤생성 식이요법도 N에게는 효과가 없을 수도 있겠다는 불안감에 잠을 이루지 못했다. 그러나 여기서 포기하면 N이 평생 고통과 불행으로 살아야 한다는 생각이 들었다. 진정 N을 위하는 일이 무엇인지를 고민했다. 그렇게 생각해보니 결론은 간단했다. 한 번 더 마음을 모질게 가다듬고 냉정하게 식이요법을 지속했다. 그러던 중 한 달 반이 지나 기적적으로 말소리를 듣고 "안녕, 뽀뽀"라는 말을 하는 게 아닌가? 식이요법의 효과가 나타나면서 영화에서 본 것처럼 N도 완치될 수 있다는 희망이 생겼다.

그 이후부터는 몸도 회복되고, 듣는 정도가 차츰 회복되면서 3개월째 접어들면서 정상적으로 듣게 되었다. 식이요법은 의사 선생님의 지시에 따라 2년 6개월 동안 철저하게 계속 진행되어 2001년 12월에 마무리했다. 부모로서 꼭 당부하고 싶은 점이 있다면 병원 진료와 약 처방, 각종 검사 등에 대한 환자의 상태를 일자별 시간별로 지속적으로 관찰하고 기록할 것을 권하고 싶다. 이러한 기록을 토대로 의사 선생님과의 면담 시 환자의 상태를 정확하게 알림으로써 치료의 정확성을 높일 수 있었고, 약의 부작용 등에서 신속히 대처할 수 있었다.

식이요법 마무리 이후에는 정상적인 학교생활을 하게 되었지만 6년여의 병원 생활로 학업성적이 동급생에 비해 많이 뒤처져 있었다. 고등학교에 진학하면서 대학입학을 해야 한다는 중압감 때문인지 N의 학습 태도는 놀랍도록 바뀌고 지금까지 보지 못했던 집중력을 발휘하기 시작했다. 그림 그리기와 여행하는 것을 좋아해서 작년에는 혼자 유럽 여행을 다녀오더니, 올해는 추석 연휴를 이용해서 미국 여행을 간다고 한다. 지금 N이 어려움을 극복하고 건강한 모습으로 사회의 일원이 되어 정상적인 생활을 하게 된 것은 N을 알고 있는 모든 이의 기도와 도움으로 가능했음을 알고 있다. 그 모든 분께 감사의 말씀을 전하고 싶다.

# 제 생일은 두 번입니다

환자 O의 수기

나는 태어난 지 4개월이 지난 시점부터 열성 경기를 했다. 나는 뇌전증 확진을 받은 19살 남자 O이다. 뇌전증으로 확진을 받은 때는 서너 살 때인 것으로 기억한다. 열만 나면 경기을 해서 부모님은 항상 비상상태였고 119구급차를 얼마나 많이 탔는지 기억이 안 날 정도이다. 뇌전증이라고 확진을 받았어도 나를 포함해 부모님도 처음에는 인정을 하지 않으려 했던 것 같다. 유치원, 초등학교, 중학교에 다닐 때 부모님은 늘 노심초사였다. 나 또한 그랬다. 친구들 앞에서 경기를 하면 어떻게 하나 하는 걱정을 하며 보냈다. 그런 걱정을 하는 순간에도 느껴야 했던 부끄러움은 말로 다 표현하기 힘들다. 확진을 받고 지금까지 세브란스병원에서 김흥동 교수님에게 치료를 받으며 정기적으로 검사를 하고 약을 복용하면서 지내왔다.

그러던 어느 날이었다. 2016년 1월 군대 신체검사를 받으려 준비 중 교수님께서 검사를 한번 하자 하여 예약을 하고 PET라는 검사를 했다. 검사 결과를 보자고 하실 때였다. 교수님께서 부모님 쪽으로 눈길을 주시더니 이번 PET 검사에서 경기 이유를 찾아냈다고 말씀하셨다. 그리고는 교수님께서 수술하면 완치 가능성이 높다고 힘있게 말씀하시며, 부모님이 아닌 나에게 먼저 물어보셨다. 내가 보아도 왼쪽과 오른쪽 뇌 구조가 확연히 달라 보였다. 수술을 하자는 말을 듣고 나는 너무 당황스러워서 "네?"라는 한마디만 했다. 왜 냐하면 내가 살면서 수술을 한다는 것을 생각한 적도 없었고, 아무래도 수술이다 보니 순간적으로 두려워서 "네?"라는 외마디만 답할 수 있었던 같다. 물론 부모님도 당황하셨다. 그렇지만 완치 가능성이 90%라는 말씀에 부모님은 눈물을 흘리셨다. 아마도 여러 감정이 교차하셨으리라 생각한다. 그때 부모님께서 흘리셨던 눈물은 지금도 잊지를 못한다.

교수님을 뵙고 집에 갈 때 부모님은 아무 말씀도 없었다. 혹시나 조금이라도 잘못되어서 지금보다 상황이 더 악화될까 봐 걱정을 하시는 것 같았다. 나 또한 많이 두려웠다. 그렇게 며칠을 가족끼리 고민하다 수술을 하기로 결정하였다. 물론 쉽지 않은 결정이었다. 두려웠고 잠도 설치고 했지만 나는 긍정적으로 생각을 바꿨고 나도 당연히 해야 하는 것이라고 생각하여 받아들였다. 병원에 연락하고 검사 일정을 잡고 일주일 동안 입원검사를 진행했다. 수술위치를 정하고 수술방법을 논하는 등등을 진행했다. 힘들었지만 이겨내야 한다는 마음으로 의료진과 잘 협조하여 검사를 마쳤다. 결과가 아주 좋아 몇 주후 수술을 하게 되었다. 수술은 1차, 2차로 나누어 진행했다.

내가 투병생활 중에 힘들었던 것은 질병 때문만은 아니었다. 학교생활과 사회의 편견은 내가 머리가 굵은 이후 많은 스트레스를 주었다. '피곤하면 안 돼, 무리하면 안 돼, 스트레스 받으면 안 돼' 등 여러 고민과 병을 향한 편견으로 초등학교 때는 친구들과 함께 가는 수학여행도 못 갔었다. 가더라도 부모님이 따라와서 옆에 방을 잡고 늘 대기했다. 그래서 그 추억들은 즐겁기만 한 추억이 아닌 기억이다.

중학생 때 나는 초등학교 때보다는 육체적으로 성숙했지만 정신적으로는 사춘기였던 것 같다. 나는 내가 아픈 걸 보여주기 싫어서 나를 드러내는 데 소심해지기도 했고 자존감도 낮아서 당당하지도 못 했었다. 그래도 항상 밝은 모습으로 지내왔기 때문에 중학교 생활도 결과적으로 잘 마쳤다. 고등학생이 되어서는 일단 내가 아픈 것을 부끄러워하질 않았다. 물론 여러 어려움은 있었지만 중학생 때보다 씩씩해지니 친구들과 잘 지낼 수 있었다. 그러고 보니 고교 생활은 제법 즐거웠던 것 같다.

대부분은 아픈 것을 보게 되어 깜짝 놀라기도 하지만 걱정부터 해주기도 한다. 그래서 오히려 위로도 받을 수 있고, 전혀 창피할 이유가 없다. 냉정하게 말하면 병이 있다는 것을 받아들여야 하고 조심할 것은 조심하고 그러면서 이겨내고 행복한 삶을 만들어가야만 한다. 힘든 일도 많이 있었지만 난 단 한 번도 병이 있는 걸 죄라고 생각한 적도 없었고 자책한 적도 없고 부모님을 원망한 적도 없이 잘 이겨냈다. 그런 쓸데없는 생각은 시간 낭비일 뿐이다. 그런 생각할 시간에 건강해질 생각을 해야 한다. 만약 부모님이 강하지 않고 약하고 의지도 없으셨으면 난 더 힘들었을 것이다. 부모님이 강했기 때문에 난 병이 있어도 건강해질 마음으로 약도 잘 먹고 행복하게 살아왔다. 내가 아픈 것을 원망하면서 평생 부정적인 생각으로 살아왔다면 행복한 일이 찾아오는 일도 없었을 것이고 평생 힘들었을 것이다.

나는 하고 싶은 게 많은 사람이다. 이젠 아픈 것 때문에 못 해왔던 것을 꼭 할 것이다. 걱정 없이 멋진 꿈도 생각해보고 그럴 것이다. 이제부터 행복 시작이고 다시 태어난 마음으로 당당하게 살아나갈 것이다. 아직 완치가 아니므로 운동도 열심히 하고 완치판정을 기다릴 것이다. 난 믿는다. 교수님 이하 간호사님들이 말씀하신걸. 수술이 성공적으로 되었다는 것 하나를. 솔직히 난 의지가 강하지 않고 약하다. 하지만 내가 이겨내고자 하는 의지는 강하다. 긍정적인 생각과 이겨내고자 하는 의지만 있다면 병을 이겨낼 수 있고 평생 병을 가지고 있게 되더라도 긍정적인 생각만 하면 행복하게 살 수 있을 것이다.

마지막으로 병원을 다니며 나를 건강한 사람이 되도록 힘써주신 김흥동 교수님에게 감사드리고 싶다. 큰 힘을 주고 나 때문에 고생했던 가족들과 걱정해준 친구들에게도 고마운 마음을 전한다. 정말 고맙다. 그리고 나와 우리 가정에 힘을 나누어주신 병원의 의료진을 비롯한 수많은 사람에게도 고마움을 전하고 싶다. 세브란스병원과 김흥동 교수님 덕분에 건강해지고 행복하게 잘 살 수 있게 되었다. 사람들이 내 글을 읽고 내가 경험하고 깨닫게 된 것을 통해 많은 것을 느꼈으면 좋겠다.

나 같은 병을 가진 친구들, 동생, 형, 누나들에게 내 사례가 힘이 된다면 좋겠다. 사회에서 보는 시선은 시선일 뿐이다. 의지를 가지고 자기 스스로 가진 질병에 대한 편견을 버리고 긍정적인 마음으로 생활한다면 못 이기는 병은 없을 것이다.

김흥동 교수님 이하 여러 선생님, 그리고 사랑하는 부모님, 형. 고맙습니다.

제 생일은 두 번입니다, 때어난 8월 18일, 다시 태어난 4월 5일. 열심히 살고 공부해서 사회에서 꼭 필요한 사람이 되겠습니다. 그리고 어렵게 키워주신 부모님께 감사드리며 살 것입니다.

# 난 안 죽어! 내가 왜 죽어!
# 죽으려면 엄마만 죽어!

환자 P의 어머니

## 〈그날 그때〉

1987년 딸아이가 5살 때다. 유아원 재롱 잔치가 다음 날로 예정되어 있었다. 나는 딸아이를 예쁘게 단장시켜 보내고 싶어 아이를 데리고 목욕탕에 갔다. 그날 목욕탕에는 딸아이 또래의 아이들이 탕 주변에서 물놀이를 하고 있었다. 딸아이는 금방 그 아이들과 어울려 물놀이를 하며 즐거워했다.

나는 안심하고 목욕 도구들을 준비하며 또래 아이들 엄마와 몇 마디 나누던 그 찰나에 목욕탕 중심에서 아이들이 깔깔대는 소리가 들려왔다. 어느 한 분이 탕에서 한 아이를 건져내고 있는 것이 아닌가? 그 아이는 내 딸아이였다. 순간 아찔했다. 딸아이와 아이들은 탕 주변에서 놀다가 점점 탕 가까이 가게 되었고 그중 한 아이가 탕에 들어간 모양이다. 딸은 자기도 하겠다며 덩달아 따라 들어간 것이다. 딸에게 탕은 깊었다. 순식간에 물속으로 쑥 빠졌고 아이는 허우적거리며 물을 먹은 것이다. 얼른 다가가 아이를 받아 안고 살폈다. 다행히 딸아이는 물을 많이 먹은 것 같진 않았다.

나는 천만다행이라 여기며 놀란 가슴을 진정시켰다. 아이를 미지근한 물로 간단히 씻겨서 집으로 돌아왔다. 딸아이가 많이 놀랐을 것 같아 약 상자에서 청심환을 꺼내 먹었다. 아이는 동생과 놀다가 잠이 들었다. 내일 재롱 잔치 때 입을 한복을 손질하고 있는데, 둘째 딸아이가 "언니, 자다가 물 먹고 싶으면 말해."라고 말하는 소리가 들렸다. 나는 "자는 언니를 보고 무슨 소리야?"라며 묻고는 계속 옷을 손질했다. 그러자 둘째 딸아이가 "엄마, 언니 안 자"라고 하자, 고개를 돌려 딸아이를 봤다. 눈을 동그랗게 뜨고 있었다. 순간 목욕탕 사건이 떠올랐고 뭐가 잘못되었다는 마음에 가슴이 철렁했다. 그때 나는 셋째를 임신하고 8개월이 된 시기였는데, 얼마나 놀랐는지 딸아이를 안고 정신없이 뛰어서 인근에 침을 놓는 분에게 갔다. 그런데 딸아이는 침을 맞고도 상태가 호전되지 않았다. 한의사는 이렇게 침을 놓았는데도 돌아오지 않는다며 얼른 병원으로 가라고 권했다. 나는 바로 앞에 병원이 보여 그곳으로 향했다. 그런데 거기 의사 선생님도 고개를 저으며 큰 병원으로 가보라는 것이다. 의사 선생님은 우리를 따라 나오시면서 의료원에는 산소 호흡기가 있으니 빨리 가라고 하셨다. 딸아이는 점점 안 좋아졌다. 숨을 제대로 못 쉬었다. 그때 마침 병원 앞에 택시 한 대가 서 있었는데 기사분이 없었다. 급한 마음에 나도 모르게 "기사님 빨리 나오세요! 빨리요."라고 외쳤다. 식당에서 기사분이 나오셨다. 기사 아저씨는 나의 다급함을 보시고 식당 아주머니가 밥이 나왔으니 먹고 가라는 말을 뒤로한 채 운전을 해주셨다.

"아저씨 빨리요. 괴산 의료원요. 빨리요"

달리는 택시 안에서 빌고 또 빌었다. 택시로 5분이었던 그 시간이 그때는 왜 그렇게 길게 느껴졌는지. 의료원 응급실에 도착해 아이에게 산소 호흡기를 달고 호흡기를 통해 딸 아이 숨소리가 조금씩 안정되어 가는 것을 본 뒤에야 한숨을 돌릴 수 있었다. 이것이 시작이었다. 딸아이는 경기를 보이기 시작했다. 낮에는 잘 놀다가도 저녁이 되면 눈을 동그랗게 뜨고 입술이 파랗게 질리면서 숨을 쉬지 못했다. 그때마다 나는 딸아이를 안고 응급실로 달려가서 숨을 돌리곤 했다. 그날 그때부터 나는 비상상태로 살았다.

### 〈절망과 희망〉

딸아이의 경기를 치료하기 위해 군 단위 의료원에서 도 단위 의료원으로 옮겨 봤지만 확실한 병명을 듣지 못했다. 그저 위기의 순간만 반복적으로 모면할 뿐이었다. 그날도 아이가 경기로 호흡이 곤란해져 병원에 갔고 시간이 지나자 아이 숨이 고와졌다. 그러자 의사 선생님은 "이제 괜찮으니 집으로 가세요."라는 말했다. 더는 믿을 수 없었다. "안 가요. 여기서 입원하고 내일 의사 선생님 뵙고 갈래요."라고 하며 주저앉았다. 집보다 병원이 더 마음이 놓였기 때문이다. 딸아이의 경기는 계속되어도 내가 할 수 있는 일은 옆으로 눕히고, 손수건을 입에 물려주는 일이 전부였다. 경기를 하면 입을 꽉 물기 때문에, 입술과 치아가 상할 수 있기 때문이다. 내 손가락이 수건보다 먼저 입에 들어가는 일도 허다했다.

다음 날 아침. 의사 선생님을 만났다. 달랐다. 나는 그동안 간호사만 주사를 놓는 줄 알았는데 아니었다. 그날 처음으로 의사 선생님이 직접 주사기를 드는 것을 보았다. 이분이 바로 딸아이와 갖은 고난에서 완치까지 동행하신 김흥동 선생님이다.

나는 선생님을 만나고 나서야 경기에 대한 설명을 듣게 되었고, 비로소 딸아이의 경기 원인을 알게 되었다. 딸아이는 5살 때 있었던 목욕탕 사건이 원인이었다. 그때 물에 빠지면서 뇌가 손상되었고 이로 인해 경기가 나타나는 것이다. 선생님은 진료 때마다 늘 보호자 말을 경청해 주었고, 흰색과 검정색으로 이루어져 이해할 수 없는 엑스레이 사진도 자세히 설명해 주셨다. 걱정으로 인한 답 없는 질문에도 짜증 한번 내지 않고 끝까지 인내로 답해 주셨다. 하루는 딸아이 뇌파사진을 보시더니 "뇌가 전보다 더 안 좋아졌어요. 뇌 단층사진을 찍어보세요."라고 하시며 편지 한 통을 써주시고는 서울 신촌 세브란스의 다른 박사님께 진료받을 수 있게 해 주셨다.

〈시련, 인내〉

그 이후 서울 신촌 세브란스와 청주의료원 괴산 분원의료원 두 곳을 오가며 진료를 받기 시작했다. 지금은 중부고속이 생겼지만 당시에는 직행버스만 있었다. 시골에서 서울은 참으로 멀고도 멀었다. 서울 올 때보다도 진료 끝나고 집에 갈 때가 문제였다. 차 시간을 맞추려면 1분 1초를 다투며 늘 뛰어야 했다. 병원 진료가 지연되면 차표 예약이 아무 소용이 없었기 때문에 어쩔 수가 없었다. 눈앞에서 차를 놓치고 다음 차를 기다리는 일이 수차례. 겨울엔 추워서, 여름엔 더워서…… 이놈의 서울 땅, 원망의 소리가 절로 나왔다.

당시 서울은 사람도 많고 소매치기도 많아서 늘 긴장 속에 오갔던 것 같다. 아이를 잃을까, 차비를 소매치기를 당하지 않을까 늘 걱정했다. 그래서 가방 속에 가지고 다니는 병록지에 주소, 전화번호, 병원증 번호까지 적어 두었다. 누가 돈 가방인 줄 알고 가져가더라도, 열어보고 우체통에 넣어주기를 기대하면서 말이다. "한 생명을 살리는 기록지입니다"라고 덧붙여 적었다.

1991년 봄부터 상계백병원에서 진료를 받기 시작했다. 병원은 옮겼지만 선생님은 그대로였기 때문에 문제없이 바로 진료받을 수 있었다. 물론 신촌으로 다닐 때보다 지하철을 더 갈아타야 했지만 그래도 상계로 다닐 때가 좋았다. 몸은 좀 더 힘들어도 마음은 편했기 때문이다. 우리 딸아이에 대해 이미 자세히 알고 있고, 전과 달리 멀리서 온다고 예약도 받아주었다. 그리고 병원 오기 전에 아프면 미리 전화를 하고 오라며 병원 전화번호를 적어 주셨다. 그리고 간호사가 퇴근 이후면 선생님께 직접 하라며 선생님 번호도 가르쳐 주셨다. 아파서 전화하고 오는 날이면 수간호사님까지 기다리고 계셨었다. 관심과 배려를 아끼지 않았던 선생님과 간호사님들 덕분에 나는 처음보다 마음에 여유를 가질 수 있게 되었다.

### 〈믿음, 신뢰〉

나는 항상 병록지를 썼다. '몇 월/며칠/몇 시/몇 분'에 경기를 어떤 식으로 했는지, 어떻게 응급처치를 했더니 몇 분 만에 돌아왔다는 기록을 했다. 딸아이는 드디어 조금씩 경기가 줄어가고 있었다.

15일에 한 번씩 가던 병원을 한 달에 한 번씩 가게 되었다. 병록지를 항상 가지고 다녔고 의사 선생님께도 내가 중요하다고 생각되는 내용이 있으면 따로 메모하여 말씀드리곤 했다. 선생님은 그때마다 귀찮아하지 않고 알겠다며 진료에 참고도 하시는 듯했다.

선생님은 우리가 사는 지방에 잠깐 계셨던 적이 있었기에 우리 형편을 이해하시고 배려까지 해주셨다. 어떤 날은 약값이 모자라서 약을 주는 날짜를 줄여달라 하니까 거리가 멀어서 오히려 안 된다고 하시면서 동시에 종종 부족한 약값을 본인 돈으로 대신 결제해주셨다. 그리곤 어떻게 해야 할지 어쩔 줄 몰라 머뭇거리면 "아무 때고 병원에 올 때 가져오면 돼요. 걱정하지 말고 잘 가세요"라는 인사를 건네셨다. 딸아이는 특별우대를 받으며 상태가 좋아지기는 했지만 병마와의 싸움은 계속됐다. 아직도 아이는 때마다 반드시 약을 먹어야 했다. 그렇지만 학교도 다녀야 한다고 생각했다.

나는 매년 학년이 올라갈 때마다 딸아이 담임선생님을 찾아가 딸아이의 상태를 설명하고 경기가 있을 때마다 당황하지 마시고 지켜보시다가 상황에 따라 집으로 연락 달라고 부탁을 해야만 했다. 그러고 나면 한탄의 소리가 저절로 나왔다. 남들은 새 학기가 되면 공부 잘 가르쳐 달라고 부탁한다는데, 나는 언제까지 이런 부탁을 해야 하는가. 낙망하여 허기를 느끼듯이 괴로워 했다. 아이가 초등학교 4학년이 되어서야 공부에 대한 기대를 내려놓을 수가 있었다.

나는 저녁이든 한밤중이든 딸아이를 재우면서는 불을 한 번도 꺼보지 못했다. 항상 딸아이 손을 잡고 긴장 속에 잠자리에 들었다. 손 떨림이 오면 정신을 차리고 응급처치를 해야 했기 때문이다. 기약 없는 투병 생활, 밑에는 동생 둘이 있다. 동생들에게 나중에 짐이 되지 않을까 걱정이 늘 떠나지 않았다. 어떤 날은 내 품 안에서 나랑 같이 가는 것이 낫겠다는 생각을 하기도 했다. 그러다가 어느 날은 딸이 힘들어하는 모습에 그냥 '같이 죽자'고 했다. 정말 그땐 죽고 싶었다. 그럴 때면 딸은 "난 안 죽어! 내가 왜 죽어! 나보고 죽자고 하지 말고 죽으려면 엄마만 죽어! 난 살 거야. 왜 못 살아? 살 수 있는데!"라고 말했다. 그러면 딸 아이 말에 "그래 내가 잘못했어. 역시 우리 딸이 똑똑해. 그래 살 수 있는데 왜 죽어. 그리고 내가 없으면 저 두 아이는 어떻게⋯⋯."하면서 둘이서 울었던 적도 많았다.


### 〈희망, 완치〉

1995년 8월. 선생님은 15일 동안 입원하면서 케톤 식이요법을 하자고 하셨다. 케톤 식이요법 식단에는 한 알의 곡물도 포함되어 있지 않다. 지방으로 이루어져 있어 먹기가 여간 힘든게 아니다. 나는 영양사 선생님으로부터 식단을 짜는 방법을 배우기 시작했고, 한 달에 한 번씩 올 때마다 식단 짜는 교육을 받고, 또 받았다.

1년 동안 병원을 오가며 병행된 케톤 식이요법을 통해 딸아이의 경기가 잠잠해졌다. 1년 동안 한 번도 경기 증세가 나타나지 않았다. 그래서 힘들지만 힘든 줄 모르고 1년을 보낼 수가 있었다. 먹기 힘든 케톤 식이요법 식단을 참고 먹어준 딸아이가 고맙고, 대단하게 여겨졌다.

케톤 식이요법을 하면서 우리 집 밥상은 2개였다. 한 상은 딸아이를 위한 케톤 식이요법으로, 다른 한 상은 나머지 식구들을 위한 가정식으로. 그러면 딸아이가 우리 밥상을 넘어본다. 그걸 보노라면 가슴이 미어진다. 그렇다고 줄 수 없지 않은가. 하루는 딸아이가 너무도 밥을 먹고 싶어 했다. 나는 아이의 간절함을 뿌리치지 못하고 '1년 동안 경기를 안했으니까 괜찮겠지! 괜찮아' 하면서 먹였다. 그후 딱 한 달 만에 원상태로 돌아갔다. 아차! 싶어서 다시 케톤 식이요법으로 식단을 바꾸었지만 재발한 경기는 사라지지 않았다.

선생님 진료를 받으며 다시 케톤 식이요법을 시작했다. 케톤 식이요법을 시작해서 2년 동안 경기를 안 하면 완치라고 했다. 무엇보다 나의 어리석은 선택이 딸에게 먹는 고통의 시간을 연장시켰다는 것에 미안하고 미안했다.

쉽지 않았다. "먹어주는 네가 고맙고 대단해. 조금만 더 먹자"라고 딸아이를 달래가며 케톤 식이요법을 시작했는데 다시 고비가 찾아 왔다. 딸아이는 성당 수화모임 졸업발표회 며칠을 남겨두고 수강생들과 함께 군고구마 파티를 하게 되었다. 이날 딸아이는 군고구마의 유혹을 참지 못하고 한 입 먹고 말았다. 이로 인해 다시 몸 상태가 안 좋아져 졸업발표회에도 참석하지 못하고 입원해야만 했다.

2번의 실패를 겪은 후 나는 굳은 결심을 하고 전보다 더 엄하게 딸을 감시해야만 했다. 때론 아이를 끌어안고 달래야 했고, 약해지는 나 자신을 스스로 다잡아야만 했다. 결심에 결심을 반복하며 재도전의 길을 걸었다. 케톤 식이요법은 5가지 영양소가 들어가게 식단을 만드는데 탄수화물은 제외다. 그렇게 어렵사리 식단을 완성하면 죄다 지방 위주였다. 그래서 조금이나 쉽게 먹을 수 있도록 다양한 식품으로 식단을 구성해서 먹는 고통을 덜어 주고 싶었는데 쉽지 않았다. 그래서 딸에게 늘 미안했다. 그렇지만 '그래도 살 수 있는데 왜 죽어' 말하던 딸은 불평 없이 잘 먹었다. 그 결과 우리는 "이게 뇌가 상한 부분인데 여기 이 부분이 살아난 것이에요. 그래서 P가 많이 좋아졌어요"라는 말을 들을 수 있었다. 다음 예약 날에는 선생님으로부터 P의 뇌전증이 완치됐다는 기쁨의 소식을 들을 수 있게 되었다. 그 말을 듣는데 가슴이 뭉클했다. 그날 그때 비로소 안도의 한숨을 쉴 수가 있었다.

딸아이의 완치된 기쁨은 이루 말할 수가 없었다. 하지만 선생님과 만남과 헤어짐의 사이에서 오는 감사함과 아쉬움. 그 옛날에 만나서 온갖 고초를 다 겪으시면서 치료해주신 선생님. 진료시간 아니면 뵐 수 없는 분이시기에……. 늘 기도한다. 지나온 나날 속에 진료하시던 모습을 생각하면서……. 더불어 항상 병원을 오가며 만난 선생님, 간호사, 병원에 종사하시는 모든 분을 위해서도. 이 모든 분은 나에게, 그리고 우리 가족 모두에게 감사하고 감사한 분들이다.

# 다시 우리 아이의 생명줄을 찾아

환자 Q의 어머니

안녕하세요! 저는 3남매의 자식을 둔 Q의 엄마입니다. 사랑하는 막내딸이 2016년 2월17일, 지난 6년간의 힘든 세월을 보상받는 상을 받았습니다. 뇌전증 완치판정을 받은 것입니다.

2010년 6월, 아이가 6살 때에 의식과 반응이 없고 눈동자가 돌아가고 팔과 다리를 까딱거리는 증상으로 응급실에 갔습니다. 그런 일이 처음이었어요. 급히 병원으로 찾아가 MRI, 뇌파검사 등을 했지만, 그때는 뇌파도 잡히지 않았어요. 의사 선생님은 1년 안에 재발하면 그때부터 약물치료를 해야 한다고 했습니다. 그 이후 1년 동안 아무 일 없이 잘 지내서 이젠 괜찮나보다 했어요. 그러다가 1년 4개월쯤 지난 2011년 10월에 유치원에서 2차 경기가 있었습니다.

병원에서는 약물치료에 들어가야 한다고 했고, 이에 따라 아침에는 약 반 알, 저녁에는 한 알을 복용하기 시작했습니다. 검사결과 이상 뇌파도 잡혔습니다. 그때 병원의 선생님은 뇌파가 잡히는 부분이 전두엽 쪽이라 완치는 어렵다는 비관적인 말씀을 하셨지요. 병원 갈 때마다 심장이 돌덩어리가 되는 느낌이었습니다. 불안했습니다. 대안이 필요하다고 생각했습니다.

그래서 명의를 찾기 시작했습니다. 신촌세브란스 김흥동 선생님이 명의라 하여 예약했습니다. 선생님을 뵙는 순간 마음이 좀 안정되는 느낌이 왔습니다. 차분히 설명을 해주시고 눈물이 멈추지 않는 부모 맘도 다독여주시고 말 그대로 명의셨습니다. 선생님께서 아이의 질환이 양성뇌전증이라 사춘기를 넘어서면 괜찮아질 확률도 높다고 하셨어요.

우여곡절을 겪은 후 김흥동 교수님께 다시 가서 사정을 얘기하고 치료를 계속했습니다. 그냥 처음부터 여기로 올 걸, 그런 생각이 들었습니다. 세세하게 뇌파검사 하는 것도 달랐습니다. 그렇게 1년에 두 번, 방학마다 뇌파검사를 주기적으로 하고 병원에 다녔습니다.

다행히 Q는 약 복용 후 경기를 하지 않았지만, 경기를 하든 안 하든 진단명이 내려진 상황이었으니 이런 순간의 부모 맘은 겪어본 사람만이 알 것입니다. 언제 일어날지 모를 상황을 걱정하지 않을 수 없어요. 학교를 가든, 수영장을 가든, 혹시나 무슨 일이 있을까 마음을 졸이곤 했습니다. 학교에 제출하기 위한 건강기록표를 작성할 때마다 가슴이 찢어지고, 선생님과 상담할 때마다 가슴 아프고, 친구들이 보는 앞에서 그러진 않을까 걱정되었습니다. 그뿐인가요. 밤에 약을 먹이면 금방 약에 취해서 잠들어버리는 모습을 매일같이 보며 가슴이 찢기는 고통으로 살았습니다.

김흥동 교수님께서 4년 정도 먹던 약을 2015년 7월부터 약을 끊어보자 하시어 약 복용을 중단했습니다. 2016년 2월 4일 마지막 뇌파검사 이후, 2월 17일에 선생님을 만나 뵈었지요. 그 자리에서 선생님에게 이 정도로 경기를 안 했으면 앞으로 경기를 할 가능성은 없다고 봐도 된다는 말씀을 들었습니다.

"이제 오지 마세요."

김흥동 교수님께서 미소를 지으시며 말씀하시는데, 그때 생각을 하면 지금도 눈물이 멈추질 않습니다. 고맙습니다.

저는 아이에게 병에 관해서 자세히 말해주지 않았어요. 괜히 불안감이나 우울감을 주기 싫었어요. 그래서 아이가 지금도 자세한 건 잘 모릅니다. 씩씩하고 예쁘게 살아가는데 너무 어릴 때 우울감을 주기 싫어서 그랬어요. 아이가 어려서 그러지 않았던 거죠. 지금은 그렇게 하길 잘한 것 같아요. 착하고 예쁜 막내딸이거든요.

마음 아프게 살아가는 환우들과 가족 여러분이 희망을 잃지 않기를 바랍니다. 의료진을 믿고, 환우에게 안정감을 주고, 컨디션 관리를 잘 해주시며 이겨내시길 바랍니다. 저 또한 여러 환우와 가족들을 응원해요. 감사합니다.

# 엄마가 대신 아프면 안 되겠냐며
# 기도하였습니다

환자 R의 어머니

항상 마음으로만 감사의 마음을 전했던 분들에게 먼저 인사를 드리고 싶습니다. 완치의 기적을 선물 받을 수 있도록 가장 많은 도움을 주셨던 김홍동 교수님과 코디 선생님께 정말로 많이 감사드립니다. 2015년 2월. 뇌파검사결과 외래를 보면서 완치라는 말을 전해 듣고, 꿈을 꾸는 줄 알았습니다. 평범한 엄마들이 가지는 희망들을 하나씩 내려놓기만 했습니다. 13년 동안 포기하고 상처받았던 날들의 보상은 '완치'라는 두 단어로 요약됩니다.

R은 5살(만3세)에 우유를 먹고 자장가를 들으며 잠을 자려다가 갑자기 눈을 깜빡거리고 팔 한쪽을 반복적으로 흔들었습니다. 한 1~2분 반복하더니 동작을 멈추고 잠이 들었습니다. 놀라서 시어머님과 남편을 불러 아이의 상태를 함께 지켜보고 다음 날 소아과를 찾았습니다. 아무도 이것이 경기라고는 생각도 하지 못했습니다. 선생님은 증상을 듣고 심각한 표정을 짓더니 소견서를 써 주시며 집과 가까운 강남성모병원 외래진료를 추천하여 주셨습니다. 첫 외래진료를 보며 교수님은 많은 검사를 예약하라고 하셨고, R의 아픔은 예고된 양 자연스럽게 다가왔습니다. 저와 모든 가족은 '설마 아니겠지'라고만 생각하며 큰 걱정은 하지 않았습니다.

다른 아이 안 맞는 주사를 맞아야 하고 수면검사를 하기 위해 약물을 투약해야 했습니다. 수면 전에 휘청거리며 걷는 모습을 보면서, 저는 마음이 아렸습니다. 엄마도 하지 않았던 검사와 약물 투여를 아이가 받아야 한다니, 눈물을 참으려 해도 참을 수가 없었습니다. 지금 생각해보면 그것이 기나긴 치료의 시작이었습니다.

뇌전증이라는 진단을 받고도 저를 비롯한 모든 가족은 병을 잘 몰라서, '치료를 잘 받으면 낫는다'고만 생각했습니다. 하지만 처음 시작한 약물의 부작용은 3년 동안 계속되었습니다. 약을 투약하고 '3년 동안 증상이 나타나지 않으면 완치'라고 하는 그 말이 경험이 없던 저희에게는 쉽게만 느껴졌습니다. 처음에는 약의 양을 조절해 가며 증상이 나타나지 않아 이렇게 치료하면 될 거라고 생각했습니다. 하지만 3개월 후 아이의 경기증상이 나타났습니다. 하늘이 무너지는 기분을 느꼈습니다. 이후로도 약 효과가 발휘된다고 생각하면 어김없이 증상이 나타나 그때마다 다시 새로운 약을 조절하고 적응 정도를 점검했습니다. 더 큰 문제는 약물 부작용이었습니다. 약을 먹으면서도 경기를 하는 횟수가 증가하고 약의 양은 점점 많아졌습니다. 표정이 없어지는 것, 졸린 모습, 멍한 표정, 집중력이 떨어지고 심지어는 잘 잡고 마시던 컵도 떨어뜨리고, 초등학교 1학년 때는 상태가 더욱 나빠져서 가위로 잘 오렸던 것도 선을 무시한 채 뒤죽박죽 오려 내고, 잘 다니던 길도 잃어버려 길 가던 아주머니께서 전화를 해주셔서 아이를 찾고 가슴이 철렁 한 적도 있었습니다. 그 외에도 전에 일어나지 않았던 일들이 일상에서 자주 생기게 되어 눈물을 흘리게 되고, 그런 아이를 인정하지 못하는 철부지 엄마는 아이를 닦달하기도 했습니다. 이해되지 않는 행동들을 보고 상처받을 미래를 짐작하고 두려워하며 저 자신을 조절하지 못했고, 아이와 죽는 것이 낫겠다는 생각으로 베란다로 끌고 간 적도 있었습니다.

지금 생각해보면 큰 죄를 지은 거예요. 저는 부모일 뿐 아이의 생명을 마음대로 할 수 없는 존재이면서 그때는 내가 엄마니까 내 책임이란 생각이 컸습니다. 유치원과 초등 1학년 말까지는 잠을 자면서 경기를 하기 때문에 학원 방문이나 외부 활동은 그렇게 많이 구애받지는 않고 할 수 있었습니다. 하지만 그곳에 보내면서도 아이한테 항상 눈을 뗄 수 없어 과잉보호를 하게 되고, 혹시나 다른 부모나 친구들이 알아볼까 노심초사하며 아이를 데리고 다녔습니다. 약물 부작용도 힘들었을 텐데 엄마의 욕심에 R은 늘 지치고 힘들어했던 것 같습니다.

시간이 흐르자 R은 누가 봐도 아픈 아이처럼 보이기 시작하였습니다. 기억력은 거의 제로 상태가 되고, 아무런 의욕도 없고, 입가엔 침이 흐르고, 무엇을 먹으면 많이 흘렸습니다. 병원을 오가며 차 안에서 주소를 항상 알려주고 확인시켰음에도 다음 날이 되면 또 잊어버리는 모습에 가슴이 터질 듯이 안쓰러우면서도 화도 많이 냈습니다. 어리석은 부모였죠.

R이 많이 아프니 조금이라도 여유로운 환경에서 거주하는 편이 좋겠다고 생각해 일산 쪽으로 이사했습니다. 그러다가 초등 1학년이 되면서 상담을 받기 위해 병원을 찾았습니다. 병원 검사 결과, '정신지체 3급'이라는 믿기 어려운 결과를 들었습니다. 아무에게도 말을 할 수 없었습니다. 병원에서는 아이가 한글을 알고 있는 것이 놀랍다고 말하며, 엄마가 아이의 상태를 인정하지 않고 많은 정보를 힘들게 주려고 하니 아이와 부딪히는 것이라고 말씀했습니다. R은 놀이치료와 언어치료를 시작했습니다. 그때부터 학원이 아닌 치료

실에서 시간을 보내며 그렇게 1년을 보내면서 지인의 소개로 세브란스 외래를 보았습니다.

R을 너무나 사랑하시는 친할머니 그리고 저희 부부는 김홍동 교수님을 처음 뵈며 꼭 고쳐달라고 간절히 부탁하였고 검사가 빨리 진행됐습니다. 뇌파 상태는 너무 안 좋았습니다. 잠잘 때만 경기를 한다고 생각했는데, 깨어 있을 때에도 경기를 하고 있었다는 결과를 통보 받았습니다. 그리고 그 경기들이 R의 인지 능력을 훼손하고 있었습니다. 약물 부작용이라고 생각한 모습들이 수시로 일어나는 약한 경기였던 셈이죠. 매일 무너져 내리는 가슴에 더 큰 좌절을 맛보고 더는 욕심을 내고 싶지 않았어요. 다만 간절한 바람은 R이 건강하게 사는 것. 그것 한 가지뿐이었어요.

교수님께선 곧바로 케톤 식이요법을 시작하자고 하셨습니다. 약을 계속 먹이며 부모 마음이 힘들었던 터라 식이요법이라니, 정말 좋았습니다. 하지만 좋은 기분도 잠시였습니다. 입원하여 식이요법을 진행하는데, 이것 또한 아이에게 너무 힘든 과제였습니다. 차라리 약물로 치료가 된다면 그쪽을 택하고 싶어졌습니다. 처음에는 기존에 먹던 약을 같은 양으로 먹으면서 식이요법을 하였습니다. 식이요법을 하는 아이를 지켜보면서 저는 정말 많은 생각을 했어요. 이건 무슨 맛일까? 아이는 배가 고파도 잘 먹질 못했죠. 이미 모든 음식의 맛을 알았던 나이 9살에 시작한 식이요법이었으니, 얼마나 힘들었겠어요. 단순히 먹기만 힘들었던 게 아니었어요. 아이는 식이요법을 하면서 먹기만 하면 모두 구토를 했고 식사 후에 기운도 없어 보였지요. 그 모습에 엄마인 저도 큰 죄를 짓는 것 같아 음식을 먹지 못했습니다.

식이요법을 시작하자 놀랍게도 경기는 사라졌습니다. 경기는 사라지는데 아이는 아무것도 먹질 못하고 거부했습니다. 그러니 어떤 것이 정답인 줄 몰라 저는 어쩔 줄 몰라 했어요. 마음은 괴로웠고 나약해졌죠. 그런 저에게 김흥동 교수님은 종교에 의지하는 것이 어떻겠냐고 조언을 해주셨습니다. 그 후로 저와 R은 세례를 받고 종교를 가지게 되었습니다.

입원 당시부터 매주 외래진료를 받고 매달 진행되는 검사를 하며 케톤식 말고는 아무것도 줄 수 없었습니다. 저는 울면서 식이요법을 그만하고 싶다고 말씀드렸습니다. 교수님은 저를 질책하여 마음을 다시 강하게 만들어주셨어요. 더불어 많은 위로와 격려를 해주셨습니다. 외래진료를 받을 때마다 교수님은 항상 R을 따뜻하게 대해 주셨고 칭찬해주셨습니다. 5년 정도 매년 인지검사와 ADHD 검사를 하였습니다. 힘든 검사와 허기를 견디던 R은 외래진료를 올 때마다 김흥동 교수님을 만날 수 있어서 좋아했습니다.

식이요법 한 달 후, R은 조금 늦게 새로운 학년을 맞이했습니다. 다행히 담임 선생님이 많이 도와주셔서 케톤식을 하면서 학교생활에 적응하였습니다. 한 달 이후부터는 도시락을 들고 다녔습니다. 혼자서 먹는 것이 힘들어 점심시간이 되면 교문 밖 차 안에서 엄마와 점심을 먹었습니다. 소풍이나 운동회에도 케톤식 도시락을 싸서 엄마가 동행했습니다. 다만, 우리 아이의 학교 생활에서 어느 것 하나 마음에 걸리지 않는 것들이 없었습니다. 식이요법을 2년 6개월 동안 진행하며 얼마나 가슴이 아픈 사연이 많았는지. 당시에는 책으로 이 이야기를 써도 한 권 분량이 넘을 듯도 하였습니다.

엄마인 저는 너무 가슴 아팠습니다. 학교에서, 성당에서, 놀이동산에서, 가족모임에서, 아이가 먹고 싶어 하는 것을 먹지 못하게 하는 것은 괴로운 일입니다. 어린아이가 참는 모습을 보면서 남몰래 숨어 울게 되는 경우가 많았습니다. 지극히 평범한 음식들을 원하던 아이가 무슨 죄가 있는지, 엄마가 대신 아프면 안 되겠냐며 기도하였습니다. 빨리 식이요법이 끝나면 좋겠다는 생각을 항상 했던 것 같았습니다.

그렇게 힘든 시간을 버티고 버텨 현재는 완치 판정을 받았습니다. 경기가 심할 때 교수님을 만나서 치료가 되었고, 완치할 수 있었습니다. R과 우리 가족에게 마음 써주시고 아이를 진심으로 사랑해 주셨던 김흥동 교수님과 의료진 여러분에게 정말 깊은 감사의 인사를 드립니다.

# 눈물을 견디고 도착할 빛의 시간을 위하여

이새봄 간호사

이제는 많은 사람이 저를 알아볼 만큼 베테랑 간호사로 거듭났지만, 2009년도에 세브란스병원 소아과 병동에 소속되기 전까지는 학교에서 배운 것 외에는 뇌전증에 대한 지식이 거의 없던 풋내기였답니다. 말씀드리기 부끄럽게도 뇌전증 환자를 오해하기도 했지요. 솔직하게 말해서, 어릴 적에 발작으로 쓰러지는 환자를 보고 놀란 기억이 남아 있어서 뇌전증 환자를 두려운 존재로 느꼈습니다. 하지만 세브란스 소아신경과를 내방하는 환아들과 그 보호자 분들을 보며, 책에서 배운 뇌전증 지식은 일부에 지나지 않는다는 사실을 알았습니다.

흔히 알려진 '쓰러지는 경기' 외에도 다양한 경기와 발작 증상이 있습니다. 고개를 떨어뜨리는 경기, 깜짝깜짝 놀라는 경기, 멍하게 정신을 놓는 경기 등등. 뇌전증 증상에 따라 경기의 형태 역시 다양합니다. 그리고 우리의 예상보다 뇌전증 유병률이 높습니다. 이렇게 많은 환우가, 그것도 소아 환우들이 뇌전증으로 고통받는 줄은 과거의 저도 몰랐습니다. 이를 알아가면서 "왜 이런 사실이 세상에 잘 알려지지 않았을까?"라는 생각을 하며 궁금해했죠. 답은 간단했습니다. 저처럼 간호사 일을 배우고 공부한 사람 중에서도 직접 뇌전증 환우를 돌본 경험이 없으면, 뇌전증을 향한 편견이 누적된 채 살아야 하는 세상이니까요. 생각이 여기까지 이르니 정말 저 자신이 부끄러워서 어쩔 수가 없더군요. 환아들과 환아 보호자님들께 정말로 많이 죄송했어요. 그래서 환아와 환아 보호자들과 많이 소통하고, 뇌전증을 열심히 공부했어요. 2014년에 세브란스 어린이병원에 신설된 뇌전증 병동에서는 더욱 성실하게 일했습니다. 변화는 제 일상에서도 나타났어요. 주변 친구들이 뇌전증에 관한 이야기를 나누면, 그들의 오해를 풀고 앞장서서 설명합니다. 기회가 있으면 더욱 성심을 다해 뇌전증에 관한 이야기를 합니다.

이제는 병동을 찾아 주시는 환아와 그 부모님들께 능숙하게 대할 수 있게 된 것 같아요. 바쁘게 돌아가는 병동의 일상에서도 제가 돌보는 환우들에게 최선을 다할 수 있음에 보람을 느낍니다. 뇌전증 환아들이 병동을 자주 방문하는 게 좋은 일은 아닌 줄 알면서도, 만나면 반갑고 기쁘고 좋아요. 물론 사회에서 뇌전증을 둘러싼 인식이 아직 개선되지 않은 부분이 많습니다. 얼마 전 병동에 새로 찾아온 환아가 있었어요. 그 아이는 나이에 비해 해맑고 천진해 보였어요. 말투도 또래 나이에 맞지 않게 어린 표현을 구사했죠. 환아 어머님은 그 아이를 붙잡으시면서 저희에게 "제 아이는 장애가 있어요."라고 거듭 설명하셨어요. 아시다시피 저희 병동은 뇌전증에 특화된 병동이라 비슷한 환아가 일상적으로 찾아옵니다. 그래서 저희 간호사 중 누구도 그런 문제를 신경 쓰지 않아요. 그런데도 아이 어머님이 긴장을 푸는 데에 시간이 더 필요했던 듯했어요. 그 모습을 보면서, 이 병동 밖 세상에서는 아직 뇌전증 환우들을 불편한 시선으로 바라보고 있음을 알았어요. 저는 많이 변했으나 세상은 아직 그다지 변하지 않은 것이죠.

사회의 변화는 느리지만 의료계에서는 뇌전증 환아들에게 반가운 소식들이 갈수록 많아지고 있어서, 이를 마음의 위안으로 삼고 있습니다. 제가 처음 세브란스에서 일할 때만 해도 완치판정을 받는 환아들이 많지는 않았던 것으로 기억하는데, 최근에는 의학기술의 발전으로 상당수 환아가 완치판정을 받고 있어요. 또 다른 환아 이야기를 해보겠습니다. 그 친구는 평소에는 멀쩡히 잘 지내다가 갑자기 깜짝 놀라는 경기나 고개를 떨구는 경기를 심하게 일으켰어요. S대 병원에서 조절이 안 되어 세브란스병원으로 찾아온 환아였지요. 장장 3개월 동안 약물치료를 시도했는데도 차도가 없었어요. 담당 교수님도 애를 많이 태우시고, 간호사들도 마음을 많이 졸였지요. 보호자인 어머님은 어떠셨을까요. 감히 언급하기도 힘들 만큼 힘드셨을 거예요. 그런데 '팔코파'라는 신약을 쓰면서 경기 증상이 딱 멈춘 거예요. 그 아이, 결국 걸어서 퇴원했습니다. 일어나 앉지도 못했었는데……. 그 아이가 퇴원한 날에 어찌나 기쁘던지요. 어머님께서는 제게 편지를 주고 가셨어요. 그 편지에 어머님께서 "눈물의 시간을 같이 견디어 주셔서 감사합니다"라고 써주셨어요. 그 아이를 간호하는 일을 저 혼자만 감당하지는 않았으나 어머님이 주신 편지를 받고 큰 보람을 느꼈어요.

제가 대학원 다니면서 초등학교 실습을 나갔던 적이 있어요. 거기서 양호교사가 당뇨병 있는 학생들을 챙기는 모습을 봤어요. 학생은 조금이라도 몸에 이상한 증상이 있으면 양호교사에게 바로 와서 이야기하고 친구들과 함께 와서 인슐린을 맞았던 모습이 인상적이었어요. 아픈 아이는 양호실에 오고 치료받는 게 자연스러운 일이니까 아이들 누구도 친구가 아픈 걸 이상한 시선으로 바라보지 않았어요. 그걸 보면서, 저는 뇌전증 환우들도 저렇게 편하게 양호실에서 투약을 받을 수 있으면 좋겠다고 생각했어요. 미국에서는 사실 그렇게 하고 있거든요. 미국은 오바마 정권 때 뇌전증 환우에 대한 사회적 인식을 개선하고 환자들을 지원하고자 여러 방법을 마련했거든요. 미국 양호교사들은 학생 중에 뇌전증이 있는 아이들을 챙겨서 돌보고 지원해요. 우리도 그렇게 되는 날이 빨리 왔으면 좋겠어요. 환아들이 주위 눈치 안 보고 학교에서 케톤식을 먹을 수 있게 되길 바라요. 사실 그게 환아 어머님들이 제일 걱정하는 것 중의 하나거든요. 뇌전증 주요 치료법 중 하나가 식이요법이니 그럴 수밖에 없다고 생각해요. 요즘 학교 급식에선 알레르기나 만성질환을 어느 정도 고려하면서 식단을 구성한다고 알고 있는데, 한국 사회가 좀 더 발전하면 케톤 급식도 가능한 날이 올 거라 생각해요. 그날이 빨리 왔으면 좋겠어요.

그런 날들을 마중 나가기 위해 환아 어머님들과 환우 친구들이 이 책에 소중한 경험을 공유하시는 거라 생각해요. 뇌전증 환아를 돌보는 양육자 분들이 이 책을 읽고 "아, 우리가 혼자가 아니구나"라는 위안을 받으실 수 있을 거라 믿어요. 전부 읽어보지는 못했지만 여기 실리는 수기 중에는 지금까지 누구에게도 말하지 못했던 눈물겨운 이야기들이 있을 거예요. 그 이야기들이 많은 분에게 희망과 용기를 줄 거라 믿어요. 더 나아가 이 책의 수기들이 뇌전증을 잘 모르는 독자들에게 뇌전증이 무엇인지 알릴 수 있을 거라고도 생각해요. 뇌전증에 관해 더 많이 알릴수록 사회도 변할 거라 믿고 있거든요.

이제 글을 마쳐보려고 해요. 예전에 뇌전증 사생대회 때 뇌전증 환우 가족들과 공원에서 그림 그리는 것을 봤어요. 그때 의료진들과 함께 야외에 나가면서 마음 놓고 사생대회를 하는데 어머님들이 정말 좋아하셨던 기억이 나요. 저는 그날의 분위기가 정말로 좋았어요. 우리나라가, 우리가 살아가는 사회가 이렇게 환우들에게 편한 환경을 조성할 수 있기를 희망해요. 그날의 풍경들이 다른 어느 날보다 따사로웠듯이.

그런 날이 올 거예요, 우리가 미소 지을 그런 날이. 더디겠지만 괜찮아요. 새봄이 오듯이 올 거예요. 힘내세요. 저도 매일매일 그날을 위해 병동에서 열심히 일하고 있겠습니다. 감사합니다.

# 뇌전증 이야기
## 희망을 나누는 행복지침서

초판 1쇄 발행 2023년 8월 21일
초판 2쇄 발행 2023년 9월 1일

| | |
|---|---|
| **지은이** | 김홍동 |
| **펴낸이** | 최용범 |
| **편집** | 박승리 / 유인창 |
| **디자인** | 전형선 |
| **마케팅** | 채성모 |
| **관리** | 이영희 |
| **펴낸곳** | 페이퍼로드 |
| **출판등록** | 제10-2427호 (2002년 8월 7일) |
| **주소** | 서울시 동작구 보라매로5가길 7 1322호 |
| **이메일** | book@paperroad.net |
| **블로그** | https://blog.naver.com/paperoad |
| **포스트** | https://post.naver.com/paperoad |
| **페이스북** | www.facebook.com/paperroadbook |
| **전화** | (02)326-0328 |
| **팩스** | (02)335-0334 |

**ISBN** 　　979-11-92376-28-8 (03510)